伤寒论精简读本

姜佐景　著述

朱　俊　整理

中国健康传媒集团
中国医药科技出版社

内容提要

本书是曹颖甫得意门生姜佐景毕生研究伤寒论的集大成之作，风格别致，为伤寒论注家从来所未有。姜佐景依现代科学方法，将伤寒论中240条原文重新编纂，均用特定标点符号重新句读，使读者对原文理解更清晰透彻；全书编写由浅入深、由简趋繁、系统条理，先录首要者，后集次要者。对许多疑难问题，或在"编者臆说"中直白地提出自己的意见，或在"难题趣辩"中展开公正讨论，或在"独家异见"中揭示前贤的见解以供读者研讨，或直接摆出问题以待高明。佐景先生亦十分重视经典中医的现代化，专门设立"中西汇通"栏目，对绝大多数条文进行了现代意义上的诠释，颇具启发性。相信读者必定会开卷有益。

图书在版编目（CIP）数据

伤寒论精简读本 / 姜佐景著述；朱俊整理 .—北京：中国医药科技出版社，2014.10
ISBN 978-7-5067-6721-7

Ⅰ.①伤… Ⅱ.①姜… ②朱… Ⅲ.①《伤寒论》– 注释 Ⅳ.① R222.22

中国版本图书馆 CIP 数据核字 (2014) 第 053403 号

美术编辑　陈君杞
版式设计　友全图文
出版　**中国健康传媒集团**｜中国医药科技出版社
地址　北京市海淀区文慧园北路甲 22 号
邮编　100082
电话　发行：010–62227427　邮购：010–62236938
网址　www.cmstp.com
规格　710 × 1000mm $^1/_{16}$
印张　13 $^1/_4$
字数　189 千字
版次　2014 年 10 月第 1 版
印次　2022 年 10 月第 3 次印刷
印刷　三河市百盛印装有限公司
经销　全国各地新华书店
书号　ISBN 978-7-5067-6721-7
定价　39.00 元

获取新书信息、投稿、为图书纠错，请扫码联系我们。

❋ 开卷语

昔时，《伤寒论》或被认为是专治伤寒病之古籍。稍后，人多知其为治时感病之要录，或疗外感之总诀，非独伤寒矣。近世际来，所谓"时代病症"，如高血压、心脏病、风湿症、肝胆病、肾脏炎、糖尿病等，蜂起泉涌。中日医界又仗《伤寒论》方，发挥高度意料绩效。新闻医志报道并多，益证《伤寒论》乃万世之新书焉！（《重编伤寒论》"风格撷述"称："《伤寒论》包含病形、病理、诊断、治疗、药物、方剂、针灸、医论、医案等多种学科。若以现代名词称之，如曰'临床实验·万病适应·综合医书'，当非过誉。"）（见本书凡例首节）

❋ 整理者说明

《伤寒论精简读本》(以下简称《精简读本》)1967年底成稿，次年于台湾出版。此前于1964年佐景先生在台湾出版了《重编·标点·类方·全文·伤寒论》(以下简称《重编伤寒论》)，因风格别具而震动医坛。《精简读本》是《重编伤寒论》第三章首三节的升级版，对其240条精选条文，修正了以往的错误，并在汲取古今中外八大名家精华基础上，加以精心注释而成；同时，亦是佐景先生出于教学需要，为使学生在尽可能短的时间内掌握仲圣大论精义真髓而作。1936年于上海出版的《经方实验录》(以下简称《本录》)，是佐景先生公开出版的第一本著作，而在《精简读本》中专门设立"本录参阅"一栏目，体现了先生对《本录》一书的高度重视，也可以发现先生的诸多重要观点和思想在《本录》中已经充分展现或初露端倪，而且一直坚持并不断深化，同时也足证《本录》和《精简读本》二者密不可分的关系。自《精简读本》出版后，先生再亦没来得及公开出版计划中的其他著作，《精简读本》可以说是佐景先生集大成之作，是其一生对仲圣学问探索钻研的总结。

《精简读本》本着"知之为知之，不知为不知"的原则，对其精心挑选的大论240条文进行了独特的诠释，充分体现了"精简"二字的含义，决不画蛇添足，决不牵强附会，亦决不随经附议，更不故弄玄虚，精炼而不失大论原义，尊崇大论而又能与时俱进。对其精选的仲圣大论240条文，均直截了当摆出自己观点，十分简约地展开说明，似乎亦没把话说满说死，给阅者以充分地自由思考空间。对许多疑难问题，或在"编者臆说"中直白地提出自己的意见，或在"难题趣辩"中展开公正讨论，或在"独家异见"中揭示前贤的见解以供来者研讨，或直接摆出问题以待高明。佐景先生在竭力探寻仲圣思维轨迹的同时，亦十分重视经典中医的现代化，在《精简读本》中专门设立"中西汇通"栏目，对绝大多数大论条文进行了现代意义上的诠释，颇具启发性。

需要说明的是：①节下的二级标题序号，是用"子、丑、寅……"等地支表示序号。②每一条文前的复合数字含义：前者为本书中条文出现的先后顺序，后者为本条在原文中的条文序号。③伤寒论原文中方剂后面的序号，表示该方剂在原文中的条文序号。

《精简读本》一个迥异于历代注家的成就，是对标点符号的绝妙应用，正如先生自己说的"特订标点符号，顿令奥义透彻"。全部240条文，均用特定标点符号重新句读，并对衍阙进行了删补，使我们对大论真义的理解更清晰更透彻。可以这样说，《精简读本》是迄今为止最可信也最具可读性的仲圣大论注释本。

姜佐景本人的生平经历，一定是喜爱仲圣学问的人们想了解的，为了节省篇幅，敬请参阅中国医药科技出版社根据台湾第三版整理出版的全本《经方实验录（完整版）》中"整理者前言"，不再赘述。这次整理，我还是遵循一贯原则，只对少数古今异体字作出调整，修正了少数明显错误，保留了不少难以找到相应简体字的古字原样；对文中一些重点之处标出提示，并将民国纪年法统一改为公元纪年，除此之外，没做任何多余的工作。可以说，这是一本原汁原味的《精简读本》。值得再次强调，由于《精简读本》与《本录》之间珠联璧合的关系，两书最好相互参看，方可达到最佳阅读效果，或许可得意料之外的收获。

最后，我真诚感谢范志霞老师，是她痛快地接受我的建议，毫不犹豫地作出了出版该书的决定。我相信这是一个睿智的决定！还要感谢好友王春保和倪福邦先生一直以来对我的鼎力相助，以及赵建南和杨睿先生的大力支持。真诚感谢我的家人，没有他们的支持和理解，我也不可能有充足的精力去做这件事。希望姜佐景先生著作的出版，能进一步推动医界同道和广大爱好者对仲圣学问的研究，为中医乃至中华文化的复兴作出应有的贡献。

朱 俊

2014年6月24日

✳ 李 序

张长沙因感其宗族未及十年，死于伤寒者殆半，乃发奋著《伤寒论》，以期克拯横天。遂开我国传染病之先河，而我国之有药疗学之专书，亦自斯编始。功齐《灵》《素》，而实用价值则过之。洵为医法之宗，不独方书之祖也！

盖《内经》有论无方，而仲景此书，匪惟有方，并兼立法，予人规矩，运用无穷。是以华佗誉之为"活人书"，而历代医家亦尊仲景为"医圣"。

《伤寒论》经三国兵燹，凌乱残缺颇多，晋王叔和乃撰集之。其后推明其者无虑数百家。宋林亿之校正，金成无己之诠注，明方中行之条辨，清喻嘉言之尚论，皆其最著者也。千余年来，斯论殆为医者所必读。

惜其书文字简古艰深，颇难领会。若加以重编精释，当能嘉惠医林。然兹事未易期之时医，必有待于笃学专精者。

姜佐景先生，抗志研医，早入经方大师曹颖甫大家之室，于伤寒致力尤勤。诊疗之余，覃心撰述，其《经方实验录》《重编伤寒论》等，久已风行遐迩，誉满医堂。近复参合古今中日专著多种，别出机杼，裁成《伤寒论精简读本》一书，诠释简古之文辞，阐发艰深之义理，析疑改错，索隐钩沉，纲举目张，条分缕析，使先哲之高深理法，人人得而领悟之，沾溉杏林，厥功甚伟！际之文化复兴之会，而观此发扬国粹之新编，能不令人眼明神王乎！喜而为之序。

一九六七年十二月

李焕燊

❀ 吴 序

　　道长姜佐景先生，笃志医学，精究《伤寒论》，恒废寝忘食，乐而不疲。早年从沪上经方大师曹颖甫先生游，选辑医案医话，成《经方实验录》一书，风行宇内，医林赞誉，续版再三，洛阳纸贵。一九六二年春，为加强学术研究，增益同仁进修，特举办内科研究班，由海峰与先生共同主持。班内所用讲义，皆由讲师自行编撰。先生兼任《伤寒论》讲席，因格于教学进度，欲尽大论蕴意，非精之又精、简之又简不可。因是殚精竭虑，别出心裁，完成《伤寒论精简读本》讲义，既提纲挈领，复钩玄而撮要，极便利内科班之教学。一九六三年一月起，连载于《革新中医》杂志，亦甚获读者欢迎。惟先生平时读书甚谨，每逢一字之疑，必反复推敲，直至十分妥帖而后已。其于《伤寒论》，亦本此精神，锲而不舍。故一九六四年，复有《重编·标点·类方·全文·伤寒论》一书出版。风格别致，为从来注家所未有。旋又鉴于此精简读本之内容，先因受授课时间限制，未能博采历代注释，不免遗珠之憾，乃从古今伤寒名著中选取八家，亦依精简之一贯精神，择要增入。比之原著，益见精彩，且适合于一般研读进修之用，嘉惠医林，诚非浅鲜。当此文化复兴全面展开之际，本书果不负众望，卓然问世，实为吾中医界增光生彩。且先生医务之暇，雅好摄影，徜徉青山绿水之间，怡然自得。乃见依仁游艺大有古君子之风。是此书之行世，诚不能无一言以介，爰敬为之序。时丁未冬月也。

吴海峰

题　辞

　　医家莫不尊仲景之书，尊之而不读之，犹弗尊也。医家亦罕不读仲景之书，读之而不精研传扬之，犹弗读也。使并世医林皆如吾佐景君专攻仲景，勤诵之，慎析之，又将所得独特见解广传之，医岂有不昌者乎！吾所谓昌者，各地广建医校，多采此类教材，诏以辨证施治，宜宗仲景，三部参九候备，按脉探源，审证制方，以方活人；非人试药，不借兼备以幸中，不假平淡以诿责。他日学成就业，循兹范畴，病家信赖之，举国推崇之，远人亦闻风而欣慕之，此昌之初步也。不然，虽日入千金，案盈万卷，各承家技，始终顺旧，古训不彰，何昌之有？近君有《伤寒简本》杀青，书来征言，吾因喜古人之获显于今，而又望今人之能近乎古也，爰书其后以谂世之有志于医者。

一九六七年九月　郴县陈郁　书于芳州北角不费人室

题　辞

　　俊杰不世出，其精力必过人，所学实，所思密，有所发挥，多灼耀乎千古。后世常才，学不致，思不达，或止不能师古人，从师之未必能述，况有推阐耶？仲景，圣也，其书，经也。姜子才高学邃，胎息而变化之。读其所著，能易入而深得，可谓今之达者，亦为仲圣之功臣也矣。

　　　　　　　　　　　　　　稷下　李炳南读《伤寒论合记》后书

题　辞

今者为未来之古也，古者是过去之今也，古之视今犹今之视昔。读《伤寒论》可例百病，善知古之伤寒，即明今之千疾万病矣。

佐景先生嘱　大埔赖少魂

题　辞

　　仲景《伤寒论》之精义，在于凭证立方，讲求实效，不善空谈。顾历代注疏者，大多各执主观，穿凿附会，说理纷歧，原书精义反多蔽损，遂使后之学者即披卷茫然，有无所适从之感。

　　姜同道佐景兄，邃于经学，深得三昧，近编《伤寒论精简读本》，删繁取粹，去芜摄菁，俾读者得吸收大论精髓，钻研仲景真传，其于昌明绝学，复兴中华文化，厥功岂浅鲜哉！

一九六七年冬　陈九如　敬识

题　辞

佐景道兄《伤寒论精简读本》刊行纪念

　　　卅载行医学验深，
　　　伤寒阐述重医林。
　　　更从奥义求精简，
　　　好为望洋作指针。

谢树庭　敬题

✻ 函牍摘录

一、中医药学会函："①接准大函请审阅大作《伤寒论精简读本》乙案，敬悉。②查大作业经审阅竣事，内容提纲挈领，钩玄撮要，博采前贤精华，并引现代学说，既可充作医校讲义，亦通用于进修研究。用'特同意刊以本会审阅'字样出版。③复请查照。理事长吴海峰。"按：吴氏兼任中华文化学院及中国医药学院教授，诊务又繁，乃在百忙中亲加审阅者。

二、陈公立夫函："承惠赠大作《伤寒论治病大法正名·经文三十条精读合记》一册，已拜阅。贯穿古今，包罗中外，至为钦佩。"又：《实验中医药》合订本等书六册已收到，至深感谢。自当尊嘱携往国外，藉作表扬中国文化之一助。"

三、日本矢数道明医学博士函："贵大作《伤寒论经文三十条精读合记》，中国医药学院报告打印本，大阪创元社转，承蒙惠赠，敬此接受，并致无限谢意。台湾对于《伤寒论》研究，至为精细。且多数论文经常发表，不胜敬佩。本人对汉方医学，自开始研究以来，迄今已有三十五年。中日两国今后对汉方医学交流，应该共同尽力而为，是所企望。于东京。"

四、许鸿源博士函："大作《合记》，经再三拜读，认内容至为丰富，颇有价值，并感欣慰。中医药国粹，多年来承台端诸多贤士，多方努力研究，与深刻探讨，已有相当进步。对于中医药国粹，发扬光大，贡献犹钜，实可敬佩。弟拟将此有价值文献，寄往日本与研究汉方医药之权威友好作参考。希请多寄数份，以便寄送，是所感祷。"

五、香港现代中医药学院陈居霖院长函："惠书诵悉，承寄赠《伤寒论合记》一册，拜读之余，深觉语多阐发，实为仲景功臣。又承拟收载拙稿《伤寒论针灸疗法》，此举对嘉惠后学，不无少补，自当乐于赞同。兹附校正稿，出版后，盼邮寄一册，藉供参阅。"

六、香港中医药名作家伍卓琪道长函："蒙惠大作《伤寒论精读合记》，拜读之余，深感台端对《伤寒论》有湛深之研究，为近代不可多得之佳作。钦佩之余，并致谢意。尚祈时赐南针，以匡不逮，幸甚。"

七、新加坡中医专门学校游杏南校长函："久疏音问，时切遐思。承赐大作《伤寒论合记》，业已拜读，谢谢。贵地医药人才荟萃，出版物必多。敝校员生仰慕殷切。如蒙不弃，希时赐南针。"

八、吴国定教授贻函："承赐大著《伤寒论治病大法正名·经文三十条精读合记》，拜读一过，深佩精鉴卓识，予以新义，为治大论者又开一道路。"按：吴氏为当代治伤寒学之名教授，修养极高，轻易不肯许人。此次本书付印，印局业忙校草，鲁鱼难免。编者自校眼花，亦常被类似字滑过，况全书将近二十万字，为数颇可观乎？幸欣承吴教授慨加复阅一次，辨认精细，获正良多。敬借此节，奉申感谢之忱！

九、中医界后起英秀裴君仁来函称："奉颂赠《合记》一份，如获珍宝！吾师对《伤寒论》之深入研究，可谓出神入化，融会贯通。兹读合记后，益有发前人所未发、备前人所未备之感。尤以在中国医药学院《医药学苑》第十期刊行，使后学者更能重视此千古民族医学之精华也！"

编述者按：多承各方，爰获指教，拜感之至。

❋ 自 序

　　一九六四年春，《重编·标点·类方·全文·伤寒论》出版，假三·一七国医师节大会场发行。是编之"风格撷述"有曰：

　　（1）重编：原属疑难旧经，今化科学新编；

　　（2）标点：特订标点符号，顿令奥义透彻；

　　（3）类方：百十二汤方类分，一纸简名靡遗；

　　（4）全文：四百条文全呈，亘古撰次可复；

　　（5）互勘：古本数种互勘，圣笔真迹堪寻；

　　（6）夹注：小部移作夹注，大论显出原文；

　　（7）解惑：异同删补选添，窃喜难题畅解；

　　（8）传道：简繁微别顺序，恭祝圣道宏扬。

　　今取是编第三章"重编条文"中首三节，共240条，详加释文，称为《伤寒论精简读本》焉。全部释文约五百则，由编者本人撰述者，约二百则，摘录自八家名著者，亦约二百则，又选集自各家精华者约一百则，合成之。上述释文重点，包含：①大法正名凡十；②专法提名有八；③一言诊断治法；④主方压句笔法；⑤老儒卓异创见；⑥东医正确考据；⑦新法病理描述；⑧中西说解汇通；等等。并渗入编者频年读论所得独特见解若干项。凡历代注家所渴望而难了解之难题，今喜闻差可满意之解答。抑万千读者所梦想而难获见者之真本，今恍见依稀传神之缩影。因此，预期雅士读此，庶可：①利用最短时间，获得最广认识；②耗费有限精力，吸取无限精华；③廓清一切疑问，解释多方症结；④扩充八面研讨，赢取独步发明；⑤贯穿简古文法，彻悟复杂证情；⑥透视用药精微，领会制方奥秘；⑦活用神妙经方，泛治时代症病；⑧确认伤寒大论，应称万世新书。

　　本书脱稿于今年国庆佳节，计距《重编伤寒论》发行之日，三年有半。

距编者为应中华民国中医药学会吴海峰理事长主持第一期内科研究班《伤寒论》主讲，而开始编撰讲稿时，将六年。距编者在上海从曹颖甫夫子游，受聆医案医话，编按《经方实验录》时，达三十有五年。更距初进上海中医学院，听黄文东讲师授伤寒课时，竟已近四十年矣。稿成，渥承中医药研究所所长李焕燊博士辅导刊行，中医界泰斗旅港陈郁文虎氏惠文赠言，同感深铭。爰缅述经过，永留纪念。今者复兴中华文化响彻寰宇，正合吾中医学术发扬鼓吹之时。倘本书适逢际会，克显贡献，是皆列位师尊领袖学者道长之所赐也。是为序！

一九六七年　姜佐景谨志

❋ 凡 例

一、昔时，《伤寒论》或被认为是专治伤寒病之古籍。稍后，人多知其为治时感病之要录，或疗外感之总诀，非独伤寒矣。近世际来，所谓"时代病症"，如高血压、心脏病、风湿症、肝胆病、肾脏炎、糖尿病等，蜂起泉涌。中日医界又仗《伤寒论》方，发挥高度意料绩效。新闻医志报道并多，益证《伤寒论》乃万世之新书焉！（《重编伤寒论》"风格撷述"称："《伤寒论》包含病形、病理、诊断、治疗、药物、方剂、针灸、医论、医案等多种学科。若以现代名词称之，如曰'临床实验·万病适应·综合医书'，当非过誉。"）

二、《重编伤寒论》第三章"重编条文"完全采用近代科学书籍方式慎重编纂，自认确实切合时代需要。

三、重编条文第一节，曰"提纲条文"，有（子）"病证提纲"，（丑）"治法提纲"。虽仅二十条，但已包括六经，即是概括全书。（柯氏来苏："起首先立总纲一篇，令人开卷，便知伤寒家脉证得失之大局矣。每经各立总纲一篇，读此便知本经之脉证大略矣。"）

四、第二节，"主方条文"，统自（子）至（亥）12目，共120条。至此112首方条文毕陈。（陆氏今释："大论精华在于证候方药，其有论无方诸条，多芜杂不足取。"）

五、第三节曰"有方条文"，用以补充"主方条文"者。读此足以加强对112方之认识。"风格撷述"："先录首要者，后集次要者，务令学者诵此。有如坦道驰车，瞬达终的，不亦快哉？（谭次仲曰：《伤寒论》原文，如满盘散沙，注家又复连篇累牍，故从来治斯学者，几有穷老不能卒业之叹。"）

六、本书揭示："以法治病，以方治证，以药治状"乃仲圣垂教之真谛。亦即《伤寒论》大门及大道，愿与世人共喻。（柯氏《来苏》："仲景之道，至平至易。仲景之门，人人可入。"）

七、本书推崇治病之法，首正名，分法为二类。第一类曰大法：汗法、清法、消法、疏法、化法、温法、补法八者是也。其中汗法又析为三：解肌、发汗、透表是也。第二类曰专法：逐瘀、退黄、祛湿、驱虫、利水、引吐、固涩、滋阴八者是也。与前贤所称法之数及名迥异。（大论曰："此为坏病·知何犯逆·以法治之"；"服柴胡汤已·渴者·属阳明也·以法治之"是也。）

八、本书注重讲究文法，即笔法也，务求显其最可奇巧可通处。诚能究明文法，方知惟有不颠倒原文字句，才可保存十足原意，否则，稍有移易，原意即损。（唐容川曰："读仲景书，当先讲文法，庶几宾主不混。"按：大承气汤主条之所以被误解千古者，即坐此"混"字之弊耳。）

九、本书能保持经文十足原意者，端赖"特定标点号符"之运用；运用甚易，万勿忽视。（按：昔贤著书，或全不用句读，或至多分用圈、点两种。求其宾主不混，文法语义分明，不亦难乎？试举浅词趣语为例："落雨天留客天留人不留"，若加以不同之标点，可生相反之意义。）

十、本书更玩索论中虚字运用之奇巧，如"者"、"也"、"若"、"此"等字。看似平淡，却有奇巧处。不意历来注疏家多被绊倒句下，毕露穷态，异哉！（陈念祖曰："汉文语短味长，往往于一二虚字间寓有实理，且于无字中运用全神。"又曰："于各节之虚字，寻绎其微妙之旨，而畅达言之，所谓读于无字处也。"）

十一、大论原文中，每多省句省字，是之谓"简"。"且其笔法之纵横，详略不同。或互文以见意，或比类以相形。可因此而悟彼，见微而知著"（柯氏语）。此之谓"奥"。发其奥而详其简，此编者之责也。（张氏医圣传："张氏工于治疗，尤精经方。所著论若干篇，其文辞简古奥雅，古今治伤寒者未有能出其右者也。"）

十二、本书条文有"空格选填"一项目，希望读者自行选填妥字，必增兴趣。（编者每逢注家改易经文，察其所改用字，私心恒少惬意。因此，我认人欠是，安知人不认我更错？故特留空格待填，不敢冒昧。）

十三、圣学深邃浩瀚，编述难免谬漏。尚祈大雅方家惠予指正为幸！（昔宋相赞称"半部《论语》，可以治天下"，千古传留佳话。今编者选述半部《伤寒》，亦足以应万病。仿佛同调。人云：良医功同良相，则我岂敢哉？）

注释文字统计表（共五百则·分三部分）

一、编者本人撰述：约二百则。包括"编者臆说"约五十则·及其他项目约一百五十则。

二、摘录八家名著者：包罗古今中外说解·约二百则。兹罗列书名简称，并以摘量多寡为序：

卢氏讲义，卢觉愚著《卢氏实用伤寒论讲义》；

陆氏今释，陆渊雷著《伤寒论今释》；

柯氏来苏，柯琴著《伤寒来苏集》；

山田集成，山田正珍著《伤寒论集成》；

吴氏诠释，吴国定著《伤寒论诠释》；

成氏明理，成无己著《伤寒论注》·《明理论》；

金鉴论注，吴谦等编撰《医宗金鉴·订正伤寒论注》；

曹氏发微，曹家达著《曹氏伤寒发微》。

详后附录"伤寒名著八家名著介录"。

三、选集名家精华者：近四十家·约一百则。详后附录"伤寒著作多家简介录"。

读论所得独特见解摘要

（1）认定葛根汤是治太阳温病之主方（《经方实验录》上卷·1937年5月）。

（2）指出成氏"温病，发热而渴，不恶寒者，阳明病也"误解之后果（《经方实验录》上卷·1937年5月）。

（3）首揭太阳三系（消化系统，呼吸系统，神经系统）并列说（《经方实验录》下卷三版·1960年9月）。

（4）考证白虎汤条文"表有热，里有寒"之"寒"应作"实"（见"发扬经方专页"·1963年8月）。

（5）发现今本伤寒论正文中竟无一"肠"字之奇迹，顺便指出"胃中"代肠，"心下"代胃，"心中"代肝（《中医药》第四期·1960年9月）。

（6）正解第62条大承气汤全文含义（"发扬经方专页"·1963年8月）。

（7）明定葛根汤、栀豉汤、柴胡汤、泻心汤等诸类汤方之治法正名（《重编伤寒论》·1964年3月）。

（8）订定论中治病之"大法"凡八（《医药学苑》第十期·1967年6月），及专法亦八（本书）。

（9）阐明论中多数虚字之妙用（上海中医界刊物·1936年）。

（10）发扬论中"主方压句"之特有笔法（《医药学苑》第十期·1967年6月），及"一言诊断"之正宗治法（本书）。

（11）首揭"中医形状（均加'疒'）学"草案（"中医药学会51年度论文选集"·1962年9月）。

（12）伤寒温热终将融合成为一体说（已具"寒温融合论"腹稿·容后得暇撰写中）。

医圣赞

汉传灵素　绍述轩岐　书虽非古　结精覃思

强合五行　实惟骈枝　张氏有作　辨析纯疵

责实道明　无取玄之　十有六卷　方案昭垂

以决死生　若蓍与龟　以济生命　化险为夷

卓哉南阳　为万世师

后学曹家达撰

伤寒杂病论　序 汉　长沙太守　南阳　张　机

　　论曰：余每览越人入虢之诊，望齐侯之色，未尝不慨然叹其才秀也！怪当今居世之士，曾不留神医药，精究方术：上以疗君亲之疾，下以救贫贱之厄，中以保身长全，以养其生。但竞逐荣势，企踵权豪；孜孜汲汲，惟名利是务。崇饰其末，忽弃其本；华其外而悴其内——皮之不存，毛将安附焉？卒然遭邪风之气，婴非常之疾；患及祸至，而方震栗。降志屈节，钦望巫祝；告穷归天，束手受败。赍百年之寿命，持至贵之重器，委付凡医，恣其所措。咄嗟呜呼：厥身已毙，神明消灭，变为异物，幽潜重泉：徒为啼泣。痛夫举世昏迷，莫能觉悟；不惜其命，若是轻生：彼何荣势之云哉！而进不能爱人知人，退不能爱身知己；遇灾值祸，身居厄地；蒙蒙昧昧，蠢若游魂。哀乎趋世之士：弛竞浮华，不固根本；忘躯徇物，危若冰谷，至于是也！

　　余宗族素多，向余二百。建安纪年以来，犹未十稔，其死亡者三分有二——伤寒十居其七。感往昔之沦丧，伤横夭之莫救；乃勤求古训，博采众方。撰用：《素问》《九卷》《八十一难》《阴阳大论》《胎胪药录》；并平脉辨证，为《伤寒杂病论》合十六卷。虽未能尽愈诸病，庶可以见病知源。若能寻余所集，思过半矣。

　　夫天布五行，以运万类；人禀五常，以有五藏。经络府俞，阴阳会通；玄冥幽微，变化难极。自非才高识妙，岂能探其理致哉？上古有神农、黄帝、岐伯、雷公、少俞、少师、仲文；中世有长桑、扁鹊；汉有公乘阳庆及仓公；下此以往，未之闻也。

　　观今之医：不念思求经旨，以演其所知；各承家技，始终顺旧。省疾问病，务在口给；相对斯须，便处汤药。按寸不及尺，握手不及足。人迎、跌阳、三部、不参；动数发息，不满五十。短期未知决诊，九候曾无仿佛。明堂、阙、庭、尽不见察，所谓窥管而已。夫欲视死别生，实为难矣。孔子云："生而知之者上；学则亚之；多闻博识，知之次也。"余素尚方术，请事斯语！

《重编伤寒论》风格撷述

客有闻余将重编伤寒论全文者，难曰：历代著伤寒之书多矣，数其名，无虑数百焉。而论之难读也如故。子何恃？将敢重编大论全文乎？一恃类方，类方独特，则纲举目张矣。二恃标点，标点详明，则条分缕析矣。三恃互勘，互勘精选，则纯留疵去矣。四恃夹注，夹注变化，则水落石出矣。夫能得此四恃，纵毋须注解，亦已足也。客不禁愕然，曰：有是哉？顾愿闻其详。曰：敬诺！

1. 重编　原属疑难旧经　今化科学新编

我国医书，《内经》《难经》以后，医圣张机仲景氏著之《伤寒论》（原名《伤寒杂病论》，今析为《伤寒论》及《金匮要略》，后者专论杂病）为第一部经籍。其中包括病形、病理、诊断、治疗、药物、方剂、针灸、医论、医案等多种学科。若以现代名词称之，如曰"临床实验·万病适应·综合医书"，当非过誉。独惜文辞简古，义理深奥。致读者疑难丛生，终篇觉难耳。编者有鉴于此，特依科学方法，重新编纂；由浅入深，由简趋繁；有系统，有条理；不重复，不空泛；先录首要者，后集次要者。务令学者读此，有如坦道驰车，瞬达终的，不亦快哉？

2. 标点　特定标点符号　顿令奥义透彻

民国八年部颁新式标点符号，共十二种，早经通行全国，卓著绩效。今因大论文体特殊组织复杂，以之应用尚有欠足之感。爰特参考名家专著，并就原有多余标点符号，略加分别添订，以求完全足适。今拟扩充为一十六种，姑名之"特订标点符号"。兹举一例如下，以见标点符号之显著功用。

举例：42/28"太阳病：发热、恶寒，热多、寒少（脉微弱者·此无阳也·不可发汗）：宜桂二越一汤（简）（20）"

说明：此条自来易兹误解，甚至一家有一家之言，今仅加一弧号，即不须解释，义亦自明矣。弧号自何而来？实由"者"、"也"二字化来。其义另详。

3. 类方　百十二汤方类分　一纸简明靡遗

"兹编"在本著中均指《重编·标点·类方·全文·伤寒论》，简称《重编伤寒论》

兹编（本书简称）将一一二首汤丸散方，分作十二类，每类有其独特之功能，诸类有之互相之关系，隐约中仍合于六经之序次。而一一二方之名称与药名药量等，齐刊于一纸之上，可免翻书觅方之烦，庶得左右逢源之乐。且方名过长者，均厘定其简名（计三十七种），以便称呼书写。以此改善，均属前所未有者。

4. 全文　四百条文全呈　亘古撰次可复

《伤寒论》版本不一，条文之数目随之勿同，有多至四百一十余条者，有少至四百零二条者。今稍加整理，令为四百条整，堪称完璧之宝籍。似此于原文言，可说不漏一节，无遗一句。读者倘愿观千余年来叔和王氏之旧撰次，仍可依条首数目横线下之数目先后排列，得遂其愿。故曰"亘古撰次可复"。兹编条文后小记分冠十二类项目，有曰：【诸本考异】、【原注字样】、【条文分合】、【条文关连】以及【手笔辨别】等，即与此意有关者。

5. 互勘　古本数种互勘　圣笔真迹堪寻

古本数种云者，指《伤寒论》版本非一，并分散于他贤书中。其应参考及者，有①宋板（宋治平中高保衡等校定者称宋本，后由明赵开美翻雕，文字端正，不失旧格者，称宋板，历代为注家所宗。）②玉函（《金匮玉函经》，乃《伤寒论》之别本，同体而异名者）。③脉经（西晋太医令王叔和著）。④千金·千金翼（《千金要方》·《千金翼方》，唐孙思邈著）。⑤外台（《外台秘要》，唐王焘著）。⑥成本（《伤寒论注解》，金成无己注）。⑦全书（《仲景全书》，明赵开美校刻）。⑧金匮（《金匮要略》，原乃宋翰林学士王洙得于馆阁蠹简中者）。⑨巢氏（《诸病源候论》，隋巢元方著）等书。互勘云者，言互相勘对，如或发现差异者，则记出之，并凭吾智慧所及，择其堪认为最正确允当者，采作正文是也。奈今旅居书缺，搜求难齐，则参考前贤校勘之成果。若东贤丹波元简廉夫（著《伤寒论辑义》）所作为者，最为详明。而东贤山田正珍宗俊（著《伤寒论集成》）所采摘者，并称简要。今示互勘如次：

举例："伤寒：一二日至五六日、而厥者，必发热（前厥者，后必热）。厥深，热亦深；厥微，热亦微（厥应下之，而反发汗者，必口伤烂赤）。"

【诸本考异】"前厥者后必热"依脉经。宋板作"前热者后必厥"，今并改作夹注，参阅下节。

【编者臆说】"厥应下之……"十四字，疑原属夹注，与下节所举第一例中之"若更发汗必吐下不已"同例。至希高明学士共研教正。

6. 夹注　小部移作夹注　大论显出原文

历来《伤寒论》注本，每加若干注语于原句之下，细字夹行，名曰夹注。若陈修园氏之夹注，能与原文呵成一气，宛若天衣无缝者，更属奇观。但兹编则反是，非但不另加夹注，反将条文中部分原有字句化作夹注，令大论显出真正之原文。

举例1："发汗后，水药不得入口为逆（若更发汗，必吐下不止）。"

证明：《玉函》同条，无上列九个小字，故可证明该九字原或属夹注。

举例2："烧针令其汗；针处被寒，核起而赤者，必发奔豚。气从小腹上冲心者：灸其核上各一壮；与桂枝加桂汤（更加桂二两也）。"

证明：《玉函》、《脉经》、《千金翼》无尾句"更加桂二两也"六字，知原或属夹注。

举例3："伤寒：脉微而厥，至七八日，肤冷；其人燥、无暂安时者：此为脏厥——非为蛔厥也。（一）"蛔厥者：其人当吐蛔。今病者静，而复时烦者（此为脏寒）：蛔上入膈，故烦。须臾复止；得食而呕又烦者：蛔闻食臭出，其人当自蛔。蛔厥者：乌梅丸（90）主之（又主久利）。（二）"

证明：《玉函》无"又主久利"四字。《千金翼》将"又主久利"四字作细注。

7. 概说　广引古今中外　图表索引快览

兹编第一章综览内第一节概说，指出大论之离乱历史疑难奇迹，与真美善及六经阴阳，侔论语，合科学，治百病，富宝藏等等，岂非广征古今，博引中外？且编中将附表格多帧，索引多则，犹如南针，实利航行。

8. 读法　勉宗新速实简　活页悬移创制

兹编读法一节，主张"从药方证条文"、"从实验证医理"、"从生理证病理"、"从已知求未知"、"从全书求真义"及"从诸本求比较"之六"从"及三"求"，又"了解两种手笔"、"了解特有句法"、"了解虚字含义"之三"了解"，配合望闻问切，达到新速实简，均切实可法，难能可贵者。

至"活页悬移创制"云者，言将另制《伤寒论精简活页》240条，可以齐悬壁间赏读，可以抽集桌上排列，备作专题之研究，灵活巧妙，盖创制也。

9.严格　章节目条款式　通编组织綦严

兹编组织：首分章，章分节，节分目，目分条，条分段或款，末分式。章节字样悉标出之，自目以下字样免标出之，但可目读耳（参阅第11页"兹编组织标志"）。

举例："伤寒，若吐，若下后，不解；不大便五六日，上至十余日，日晡所、发潮热，不恶寒，独语如见鬼状：㈠若剧者，发则不识人，循衣摸床，惕而不安，微喘，直视：①脉弦者生［②涩者死］［㈡微者·但发热谵语□]——大承气汤主之。若一服利，则止后服。"

【空格选填】□宋版作"者"，依"编者臆说"，应改作"耳"。例证：兹编第六一条："……若能食者，但硬耳……"

【隐含字句】本条内显有"隐含字句"，若予补明，并顺其词意者，应作："伤寒……独语如见鬼状：

（一）若剧者……直视：

①脉弦者，大承气汤主之（若一服利·则止后服），生。

②脉涩，大承气汤不中与之，死。

（二）若微者，但发热谵语耳，小承气汤主之。"

以上（一）（二）属款，①②属式，如是分解，岂非明了之极，有胜于千古言注释之仍纠缠不清者乎？阅者实验本条各家注解，有谁若是肯定清楚者？本条为大论在文法组织上之巅峰，故特引作专例。

10.巧数　行列整齐美观　12数巧妙无穷

十二之为数，言简非简，每足分配；言繁非繁，尚易记忆。可以二分三分；又可四分六分。故吾国用为地支之数，外洋采作计物之标。而半日分作12小时，更属全球一致。兹编极欣赏用之，颇多项目均以十二分类，盖赞其巧妙整齐也。一俟整编完毕，倘能得到12个12，其将成为美谈乎？

11.解惑　异同删补选填　窃喜疑难畅解

举例："伤寒：脉浮滑——其表有热，里有□：白虎汤主之。"

【空格选填】空格中原作"寒"字，如依"编者臆说"应改作"实"字，说明详后专题："白虎汤条'表有热里有寒'考证"，此亦属"独家异见"之一。他条发现诸名家有允当之"独家异见"者，亦当采集表扬之。

12.传道　简繁微剧顺序　恭祝圣道宏扬

"夫病有发热而恶寒者，发于阳也；无热而恶寒者，发于阴也（发于阳者七日愈；发于阴者六日愈。以阳数七，阴数六故也）。"

"凡病，若发汗，若吐，若下；□亡血，亡津液；而阴阳自和者，必自愈。"

【空格选填】□原诸本均作"若"字，依"编者臆说"，应作"此"字。例证：兹编三二三条："……若发汗，若下，若利小便，此亡津液……"本条系"总冒"；"若"起七字系"病历"；"此"起六字系"诊断"；"而"起九字系"预后"：层次井然。

上例二条乃兹编第三章第一节"治法提纲"十条中之首尾二条也。此十条者，包罗六经，溯源阴阳，辨寒在皮肤，知热在骨髓。表宜汗，却应知汗已之逆；里可攻，更要晓攻后之利。少阳不可发汗，当察脉象弦细；少阴复不可下，须知尺脉弱涩。勿治之必自愈者，今所谓期待疗法也；阴阳和必自愈者，盖即指体工疗能也。是皆法外之法、道上之道也。兹编由简入繁，由微进剧；先求实用，后讲理论；读一条即获一条之益，竟全编乃收全编之功。伤寒之大法备焉；医圣之大道在焉。宏之扬之，贵有传人。我辈学者，盍共奋起！

客聆毕，意足，欣然告辞。

一九六四年　姜佐景　谨志

特订标点符号·用例

　　兹编拟用特订标点符号，加诸大论条文；以求适合于大论之特殊文法，及复杂文体；进而便利读者，获得清晰之了解。本特订标点符号，系采取台湾省编译馆编辑之"标点符号的意义和用法"（黄承燊氏编著）所列详表为主，略加添修而成。今试列表说明，并分举在兹编中之用例如次：

　　（1）顿号：①"头、项、强、痛而……"②"咳、而微喘……"

　　（2）逗号："口苦，咽干，目眩也……"

　　（3）分号："夫病有发热而恶寒者，发于阳也；无热而恶寒者，发于阴也……"

　　（4）集号：①"太阳病：发热，汗出，恶风，脉缓者：名为……"②"若汗出而喘，无大热者：可与麻杏甘石……"

　　（5）句号："阳明之为病，胃家实是也。"

　　（6）问号："阳明病，外证云何？"

　　（7）叹号："当须识此，勿令误也！"

　　（8）隔界号：①"寒热·阴阳·营卫"（用于标题中·尾字下得免用）②"水药不得入口为逆（若更发汗·必吐下不止）（用于夹注小字或夹弧号中，尾字下均得免用）

　　（9）节略号："……若能食，但硬耳……"（上……表示"节略字句"，下……表示"隐含字句"）

　　（10）延折号：①单折号："当解其外则愈——宜桂枝汤。"（原意：当解其外，宜桂枝汤，则愈。）②复折号："自下利— —此为有水气— —此人或咳……"（用于解说医理处为多，有时，单折号亦然。）

　　（11）夹弧号：①正弧号："微发热，恶寒者（外未解也·其热不潮）：未可与承气汤。"（用于含意与主句同向或正面者）②反弧号："发热、恶寒、热多、寒少［脉微弱者·此无阳也·不可发汗］：宜桂二越一汤。"（用于含意与

主句异向或反面者·用此求能引起读者注意）

（12）提引号：①单引号：答曰：「呕吐而利，名曰霍乱。」（用于普通提引字句之首尾）②复引号：「是为『上厥下竭』」（用于较为着重之名词或字句·又单复引号连用·可资互别）

（13）项目号：【『诸本考异』】等是

（14）空格号："表有热，里有□……"（用于代替疑字之待订正者）

（15）私名号："中国医圣，张仲景氏"

（16）书名号："伤寒论"（以上两种符号·兹编因求排版方便·得免用之·谅不致误会）

特订标点符号	点类	甲组	（1）顿号————————————作、	
			（2）逗号————————————作，	
			（3）分号————————————作；	
			（4）集号————————————作：	
		乙组	（5）句号————————————作。	
			（6）问号————————————作？	
			（7）叹号————————————作！	
	标类	丙组	（8）隔界号————————————作·	
			（9）节略号————————————作……	
			（10）延折号	单折号————————作——
				复折号————————作— —
			（11）夹弧号	正弧号————————作（　）
				反弧号————————作［　］
			（12）提引号	单引号————————作「　」
				复引号————————作『　』
			（13）项目号————————————作【　】	
			（14）空格号————————————作□	
			（15）私名号————————————作——	
			（16）书名号————————————作〜〜〜	

整理者按：在本著中，除其所引大论条文使用的提引号保留外，其余所用提引号（「　」和『　』）一律改为中国大陆习惯使用的双引号（"　"）或单引号（'　'）；在其绝大多数所引用的著作书名上加用中国大陆通行的书名号（《　》）。

释文项目表

本书每条经文后面之释文上端，均冠以四字，除可通用重编之"互勘项目"12种名称外，并配合释文之内容，加添36种，合共为48种项目，以增阅者兴趣。兹录全部项目如次：

【原注字样】【音义通考】【诸本考异】【多家认定】

【条文分合】【条文关连】【删补修正】【隐含显出】

【手笔辨别】【空格选填】【独家异见】【编者臆说】

【本条精义】【二条精义】【本条发挥】【二条发挥】

【名家注疏】【名家评论】【表格分析】【综合检讨】

【难题趣辨】【疑问待决】【他书引证】【独特经验】

【东医考据】【东医读论】【中西汇通】【证状详解】

【承上启下】【移句明义】【**本录参阅**】【本证病理】

【句读推敲】【章节编列】【衍阙辨正】【异说并列】

【药理研考】【方义究释】【证方辨择】【汤方变化】

【药量求证】【用药释义】【丸散异趣】【方名考释】

【煎水研考】【煎服古法】【脉理精微】【针灸腧穴】

"本录参阅"之"本录"在本著中均指《经方实验录》。

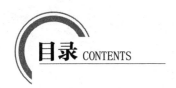

目录 CONTENTS

第一节　提纲条文

第二节　主方条文

第三节　有方条文

第一节　提纲条文

（子）病证条文

1/1　太阳之为病：脉浮，头、项、强、痛，而恶寒。

【本条精义】本条为太阳病之提纲，正包括"太阳中风"、"太阳伤寒"、"太阳温病"三纲，精义明了，诚足称作六经提纲中最佳之一环。

【名家注疏】柯氏来苏："太阳病：脉、浮、头、项、强、痛六字，当作六句读之。言脉气来，尺寸俱浮，头与项，强而痛。"是诚能精读大论者。

【编者臆说】"头痛"与"项强"原可分称，诚以头与项相连，且痛中未始无强，强中未始无痛，故并称为"头项强痛"为妙。

2/191　阳明之为病：胃家实是也。

【本条精义】本条为阳明病之提纲。胃家包括胃、肠，犹言消化系统。实，包括热而言，亦颇明了，白虎、承气汤证均在含蓄之中。

【名家注疏】柯氏来苏："按阳明提纲与《内经·热论》不同。《热论》重在经络，病为在表。此经里证为主，里不和即是阳明病，是二经所由分也。"

【编者臆说】所可惜者，本条不克包括肺热病证（麻杏甘石汤证），无异留一大罅障，致为后世温热家所乘，发为"温邪上受·首先犯肺"之说。倘昔时"胃家实"易作"肺胃实"，方可无遗憾乎？或者依经络言，肺属手太阴，无法隶入阳明欤？

3/275　少阳之为病：口苦，咽干，目眩也。

【本条精义】本条为少阳病提纲，颇见精巧玲珑。虽仅仅提出小处，却可令人见到大处。口苦，因肝胆炎热，胆气上溢。咽干，因淋巴障碍，津液被阻。目眩，因湿热上蒸，眼膜发糊。虽不提出"往来寒热·胸胁苦满"，意在其中焉。本条实可概括"栀豉"、"柴胡"、"泻心"三类病证。

【名家注疏】柯氏来苏："太阳主表，头项强痛为提纲。阳明主里，胃家实为提纲。少阳居半表半里之位，仲景特揭口苦咽干目眩为提纲。盖口眼目三者，不可为之表，又不可为之里，是表之入里，里之出表处，所谓半表半里也。"说解轻松，近似幽默。

4/285　太阴之为病：腹满而吐，食不下，下之益甚，时腹自痛，胸下痞硬。

【诸本考异】本条原作："太阴之为病，腹满而吐，食不下，自利益甚，时腹自痛，若下之，必胸下痞硬。"今依《脉经》《千金翼》改作如上，为其较为合理也。

【多家认定】本条为太阴病之提纲，原文中似有错简，且与三阳经提纲之精简有异，疑非原文，或原为太阴篇条文之一则，亦未可知。

5/294　少阴之为病：脉微细，但欲寐也。

【本条精义】本条为少阴病之提纲，显出心脑衰弱，一如见诸图画，其为医圣手笔，无可疑焉。

【名家评论】程应旄曰："前太阴，后厥阴，俱不出脉象，以少阴一经可以赅之也。少阴病，六七日前，多与人以不觉；但起病，喜厚衣、近火，善瞌睡。凡后面亡阳，发躁诸剧证，便伏于此。"

6/339 厥阴之为病：消渴，气上冲心，心中疼热；饥不欲食。甚者，食则吐蛔；下之，利不止。

【编者臆说】本条为厥阴病提纲，颇嫌细琐，恐属后贤补作，或原为本篇条文之一则而已。细考今本厥阴篇，共五十七条，其内见厥字或热字者，竟得三十七条，直有大半之多。可见厥与热实厥阴病之要点。用本此意，摘出本篇原文二句，充作厥阴篇提纲。曰："厥阴之为病：厥深者热亦深；厥微者热亦微也。"未识其可乎否耳？又按：六经条文六则，条文风格异趣，真感圣笔之伟大！

【综合检讨】六经病提纲，上已详之矣。今再作综合检讨如次：①以虚实言之：三阳均属实，三阴均属虚。②以表里言之：太阳属表，少阳属半表半里，阳明、三阴均属里。③以寒热言之：太阳属先寒后热，阳明属热，少阳属寒热往来，太阴少阴属寒，厥阴属寒热互见。④以西医热型说言之：太阳病，时发热，属"稽留热"。阳明病，日晡所，发潮热，属"弛张热"。少阳病，往来寒热，属"间歇热"。总之以上所言，皆属概括之意念。若欲更求详备，请进研下节有关条文可也。

【承上启下】以上太阳阳明少阳太阴少阴厥阴，分述诸经之为病者共计六条。所谓"之为"者，述其病之症状也。所谓"六经"者，表其病可分作六级阶段（近似依时间言）或六个集团（近似依空间言）是也。阶段或集团既分，则利于诊断与治疗矣。且六经有其代表性或标准性。即六经尚可分别代表其他类似之病，或竟为其标准，以导致切实之诊断与合适之治疗，此实大论中六经之宏用也。抑一经之范围，尚嫌过于辽阔，须重予分成较小之单位，以利诊疗，于是有"证"之出现。即一病可分成若干"证"，并可赋予"证"之重要者之专名，如下刊四条是也。

7/2 太阳病：发热，汗出，恶风，脉缓者：名为中风。

【本条精义】本条示太阳中风之症状。太阳病，脉浮，今又曰缓，可知中风之脉为浮缓。太阳病、恶寒，原可包括恶风，故两相融合。又本条所论者可称为"太阳中风"，如是，可与杂病中脑出血之中风病划分。

8/3　太阳病：或已发热、或未发热；必恶寒，体痛，呕逆，脉阴阳俱紧者：名为伤寒。

【编者臆说】《伤寒论》之"伤寒"二字，乃广义之伤寒。经曰："今夫热病者，皆伤寒之类也。"此之谓也。本条所名之"伤寒"二字，乃狭义伤寒，可称为"太阳伤寒"，因此为太阳病中之一证，西医说之"伤寒"（肠窒扶斯）二字，相当于近代中医说中之"湿温"，如依"编者臆说"，应属于《伤寒论》中之少阳病，似此，又可称为"别意伤寒"。三者应予明白分辨。

9/6　太阳病：发热、而渴，不恶寒者：为温病。

【编者臆说】此可称曰"太阳温病"，与近代温热家所说之温病迥然不同。乃近代中医学者每以近世所谓之温病，与本节太阳温病相提并论，是之谓"循名误实"，其贻害实可胜言哉！

【难题趣辨】近代医家恒喜划分：伤寒温病为截然不同之二种科目。谓《伤寒论》专言伤寒病，而后世温热诸书方擅治温热云云。余无言君编《伤寒论新义》，宜于伤寒学有深切之了解矣。然而余君曰："温病之治，当于又可、香岩、鞠通、孟英、麟郊诸家求之。"此语却正可代表近代一般医家之泛见。然设有人返质余君曰："又可、香岩诸家，明清方出。试问在汉以后，在明清以前，千余年中，历代人氏不幸罹温病者，将从谁家求治？既无从求治，岂皆不一患温病，即而神明消灭，变为异物乎？"不知余君将如何答之。斯未免"亦可笑矣"。盖借用余君讥讽他家之语也。

10/7　若发汗已，身灼热者，名风温。风温为病：脉阴阳俱浮，自汗出，身重，多眠睡，鼻息必鼾，语言难出。㈠」若被下者：小便不利，直视，失□。㈡」若被火者：微、发黄色；剧、则如惊痫——时瘛疭。㈢」复火熏之：一逆尚引日，再逆促命期。㈣」

【空格选填】空格中原作"溲"字，依汪琥《伤寒辨注》指出："小便不利"与"失溲"相悖，似非无见。故特空出之；但参考他本仍多作"失溲"者。若必欲改填，试填"音"字，如何？

【本条精义】本录上卷**第50页**，曾揭示本条精义二点：一禁"**被下**"。盖下为阳明正治，今温病属太阳，故不可下。二禁"**被火**"。盖太阳温病者体内津液先伤，不堪火热灼烁，故又不可被火。义正词严，凉邀读者许肯。今愿续有指出者，曰：太阳温病误下后之生直视，误火后之生瘛疭，皆有临床实验铁证，决非凭空向壁虚造。故本条之所当宝贵者在此，纵非仲圣手笔，其值得后人之崇拜者一，无可疑义。

详见《经方实验录》第12案之佐景按。

【承上启下】按本目上列十条者，提示六经纲要及太阳病之三证纲要，颇称明白。次目乃续提示其相对之治法，故曰"治法提纲"。合观之，即大论所示辨六经病脉证并治法是也。

（丑）治法提纲

11/8 夫病有发热而恶寒者，发于阳也；无热恶而寒者，发于阴也（发于阳者七日愈·发于阴者六日愈·以阳数七·阴数六故也）。

【他书引证】《外台秘要》引王叔和曰："夫病：发热而恶寒者，发于阳；无热而恶寒者，发于阴。发于阳者，可攻其表；发于阴者，宜温其里。发表以桂枝；温里宜四逆。"山田集成赞此："幸足以窥仲景氏之蕴意矣。"

【编者臆说】《玉函》以本条冠太阳篇首，兹编引作治法提纲首条，同具深意。"夫"字，两"而"字，"七""六"上之两"者"字，均依据《玉函》·《千金翼》补。补后读来，方觉虎虎有生气，胜任治法提纲第一条文。至六与七量数、不过表示奇偶，不必过分重视，或者后贤加入，但求配合阴阳而已。

12/12 病人身大热，反欲得近衣者——热在皮肤，寒在骨髓也。病人身大寒，反不欲近衣者——寒在皮肤，热在骨髓也。

【多家认定】本条明提"寒热"二字，实隐含"表里"二字在内。以"皮肤"代表"表"，"骨髓"代表"里"故也。又热在皮肤，寒在骨髓者，称为"真寒假热"；反之，寒在皮肤，热在骨髓者，成为"真热假寒"。

【独特经验】余无言君初编《伤寒论新义》，列本条于"太阳篇删文"中。认为："皮肤两字可以代表躯体之表，而骨髓两字独不能代表脏腑之里。此条意是而辞非，旨善而句拙，必非仲景原文，故特删之。"后治一伤寒肠出血症，用白虎加人参汤加苓连鲜地，脱险救活；又悟本条含有至理。特"补文补注于后，午夜扪心，觉今是而昨非，甚叹昔日之学术未至，而经验未能配合也。"语云："知之谓知之，不知谓不知，是知也。"余君有之。君又云："皮肤两字、可代表躯体之表，骨髓两字、不能代脏腑之里。予之看法正确，而是仲景语病，是亦无容为讳。吾辈研究学术者，于古文字句、不能以辞害意，更须精研以体会之也。"窃然其说。

13/78　发汗后，水药不得入口为逆（若更发汗·必吐下不止）。

【本条精义】太阳病、应发汗，此基本疗法也。本条提纲更发挥基本疗法之外者。发汗合度，应热退身凉，顺受饮食；若反之，水药不得入口，则为逆，乃应施救逆之方矣。陆氏今释："《玉函》无若更以下九字，于义为长。"余愿欣赏"于义为长"四字。

【独家异见】曹氏发微：主张订正原文"必吐下不止"句作"必吐不止"："发汗后，阳气外浮，不能消水，水如则吐。要惟大小半夏汤，足以降逆而和胃。若胃中虚寒，则干姜甘草汤、吴茱萸汤皆可用之。此证忌更发汗，要无庸议。发汗则水气随阳热张发于上，吸胃中水液俱上，倾吐而不可止，此理之可通者也。若……水液内亡，岂有反病下利不止之理？盖下利一证，必水湿有余之证也。然则此"下"字必传写之误，当订正之。毋以必不可通之说，贻仲师累。"

14/217　阳明病，心下硬满者，不可攻之。攻之：利遂不止者死；利止者愈。

【本条精义】阳明病、本可攻，攻、对阳明病言，正是其基本疗法。但当心下硬满时，则又不适宜，因恐将引起利遂不止之危机也。

15/277 伤寒：脉弦细，头痛，发热者：属少阳。少阳不可发汗——发汗则谵语。□属胃：胃和则愈；胃不和，则烦而躁。

【空格选填】空格处原作"此"字，依"编者臆说"应作"若"字。可与后第20条之"空格选填"互参，甚趣。历来伤寒注家、对此"此"字，曾无一人提出疑义。即如东贤读论之精，亦是囫囵吞枣，牵强顺释而已。余诵本条，每至"此"字，辄如骨梗在喉，无法顺下。多年默念，乃偶得灵感，觉若易作"若"字，方见熨帖。读者试揣摩之，然乎否乎？

【编者臆说】少阳病之正治非为"发汗"。少阳病之主方为小柴胡汤。前贤称本汤功能为"和解"。依编者私见，拟定此治法之名曰"疏"，意指"疏通"之"疏"也。其义详后。

16/289 自利不渴者，属太阴——以其脏有寒故也——当温之，宜四逆辈。

【本条精义】若自利而渴，则有属阳明之可能，今自利不渴，即可断定属太阴。"温"法乃治脏寒之正法。四逆辈犹言四逆汤类诸汤方。唐容川曰："一个辈字已括尽太阴寒证之治法。"

17/299 少阴病：脉微，不可发汗——亡阳故也；阳已虚，尺脉弱涩者，复不可下之。

【本条精义】发汗为太阳病正治，下为阳明病正治之一，今少阴病属三阴之一，脉证已见第5条，故绝不可发汗与下。何况脉微为阳虚，若予发汗，可能导致亡阳无阳。尺脉弱涩属阴亏，若予妄下，可能导致亡阴之祸，可不慎哉？至少阴篇原有三急下之大承气汤证，显属特殊病例，又当别论也。卢氏讲义颇多发明，于三急下条文，引恽铁樵、陆渊雷诸氏及其本人说法，颇有深一层之见解，值得赞扬，只因辞长，容后借录耳。

18/348 伤寒：一二日、至四五日、而厥者，必发热（前热者·后必厥）。**厥深者，热亦深；厥微者，热亦微**（厥应下之·而反发汗者·必口伤烂赤）。

【本条精义】前第6条臆说中所补充厥阴篇提纲，即由本条所摘录者。本条启示两点：①厥阴病之并有厥与热者，大率先厥后热。②厥与热之程度、大率相等，如钟摆然，左右之距离大致相差无几，所遗憾者：现代医师临床间，颇少遇到是种厥与热并之厥阴病证，其奈之何？

19/60 大下之后，复发汗；其人小便不利者——亡津液故也，勿治之（得小便利），必自愈。

【名家评论】柯氏来苏："勿治之、是禁其勿得利小便，非待其自愈之谓也。然以亡津液之人，勿生其津液焉得小便利？得小便利，治在益其津液也。"

【本条精义】本条提示之要点：①小便不利与利小便之专题；②小便不利之原因，有时为亡津液，非为膀胱失司；③"得"犹言"待"，因即不服药，水谷余润徐自来也。

20/59 凡病：若发汗，若吐，若下；□亡血、亡津液。阴阳自和者，必自愈。

【空格选填】□原文均作"若"字。依"编者臆说"，应作"此"字，例证：兹编第323条"……若发汗，若下，若利小便；此亡津液……"。试更将本条与上第15条互勘，其中"此""若"二字之互换，似颇富隽永之意味。又本条"凡病"二字系"总冒"；"若"起七字系"病证"；"此"起六字系"诊断"；"而"起九字为"预后"。层次井然，竟如西医所记病历。亦可见古今中外，乃无有不可相通者！

【承上启下】按此上列10条：包罗六经，统辖八纲；溯源阴阳，追根虚实。辨寒在皮肤；知热在骨髓。表宜汗，却应知汗已之逆；里可攻，更要晓攻后之利。少阳不可发汗，当察脉象弦细；少阴复不可下，须知尺脉弱涩。勿治之必愈者，今所谓期待疗法也；阴阳和必自愈者，盖即指体工疗能也。是皆法外之法，道上之道。尤其超越平常之法、平坦之道者，又岂待赘言者哉？

综上各条经文中，已见"阴、阳、寒、热、虚、实"，合"表"（由皮肤代表）"里"（由骨髓代表）共八字，即是"八纲"。八字中每个字，或二字合并之后，皆可作诊断之用。如第2条"胃家实是也"，其中"实"之一字即是铁定之诊断。因"一字"可称着"一言"，故我敢称此曰"一言诊断"。《内经》曰："知其要者，一言而终，不知其要，流散无穷"，此之谓也。《伤寒论》宗祖《内经》，故我敢赞此"一言诊断"堪称吾医门之"正宗治法"。

如是，六经病证之提纲先明，六经治法之提纲继晓，乃可续研下节"主方条文"矣。

第二节　主方条文

（子）桂枝汤类证

21/14　太阳病：头痛，发热，汗出，恶风者：桂枝汤（1）主之。

【本条精义】本条示桂枝汤所主之症状。凡见此症状者，桂枝汤皆能优治之。本条与前第7条可密切联系：即第7条示"证"，本条则示"对证之方"，又可知桂枝汤证自古有专名，曰"中风"。桂枝汤证，在表为恶风，在里属胃肠虚寒，即西医说之消化系统感冒。

【本录参阅】上卷"桂枝汤证"共六案。

《经方实验录》上卷桂枝汤证共六案，其中姜佐景先生诸多按语耐人寻味，值得琢磨，借先生指点而钻研大论乃正道矣。

22/18　桂枝汤本为解肌；若其人脉浮紧，发热，汗不出者：不可与之也。常须识此，勿令误也。

【本条精义】《说文》："肌·肉也·人身四肢附骨者·皆曰肌"。"解肌"犹言"解散肌表之邪"，较"发汗"为轻一筹。本条指示桂枝汤不可用于麻黄汤证，因二证之病理本自不同故也。又有时"解肌"与"发汗"二词亦可借用或混用，绝非二词不可互相侵犯者。盖《伤寒论》乃有科学、哲学、文学三者组成，而文学却富融通性故也。

23/125 烧针令其汗：针处被寒，核起而赤者，必发奔豚。气从少腹上冲心者：灸其核上各一壮，再与桂枝加桂汤（2）（更加桂枝二两也）。

【歧义指明】本条所加之桂、或云为桂枝，或云应为肉桂，似尚未有定论。按：依大论文义，当为桂枝，以"更加"而知之也。但以临床实验言，用肉桂较有效，其量并当酌减，历考诸家治验医案，皆云如此。

【本录参阅】下卷"奔豚"计二案。

24/292·291 本太阳病，医反下之，因尔腹满时痛者——属太阴也，桂枝加芍（简）（3）汤主之。㈠」大实痛者：桂枝加黄汤（简）（4）主之。㈡」

【本条发挥】①桂枝汤属太阳方，仅加汤内一味之量，或另添一他味，即得治属太阴之他病。可见但求辨证用方，不必呆限六经。②本条首示：解表方加攻下药之实例。

【编者臆说】太阳病、原不应下。下之，或妨及下大静脉之回流乎？因其血流方向本自下而上故也。回流受阻，因而引起腹满时痛乎？芍药能活静脉之血，故加芍药利其回流乎？若其大实痛者、乃虑其肠间积秽，故须于桂枝汤中加大黄以利之乎？

【本录参阅】中卷"桂枝汤加大黄证"一案。

25/44 太阳病，下之，微喘者——表未解故也：桂枝加朴杏汤（简）（5）主之。

【用药释义】太阳病，应汗，不应下。下之，表仍未解，又加微喘，故于桂枝汤中加能降逆平喘之朴杏以治之。

26/20 喘家、作桂枝汤，加厚朴、杏子佳。

【句读推敲】本条句读可加在汤字下。意云：喘家得桂枝汤证，宜服桂枝汤时，应在汤中加厚朴杏子，方佳。

27/22 太阳病，发汗，遂漏不止；其人恶风，小便难，四肢微急、难以屈伸者：桂枝加附汤（简）（6）主之。

【用药释义】太阳中风、或投麻黄汤，汗大出，漏不止。腠理开，故恶风。津液伤，故便难。乃加附子于桂枝汤中，以强心敛汗复津舒筋。

【他书引证】《针经》："液脱者，骨属屈伸不利，与桂枝加附子汤，以温经复阳。"

28/23 太阳病，下之后，脉促胸满者：桂枝去芍汤（简）（7）主之。㈠」若微寒者：桂枝去芍加附汤（简）（8）主之。㈡」

【编者臆说】按：脉搏数中时一止者，曰促。下后、所以脉促者，其因上大静脉回流（上大静脉血液回流之方向，自上而下。下大静脉血流之方向，则自下而上。二者适相反）过速乎？故桂枝汤宜去芍药以弛缓上大静脉之回流乎？

【用药释义】若微恶寒者、显系心脏衰弱之先兆，故加附子以振其心阳。

29/118 伤寒，脉浮，医以火迫劫之；亡阳必惊狂，卧起不安者：桂枝救逆汤（简）（9）主之。

【用药释义】金鉴论注："桂枝汤去芍药者，恐其阴性迟滞，兼指桂枝不能迅走其外，反失救逆之旨。况既知龙牡之固脱，亦不须芍药之酸收也。蜀漆气寒味苦，寒能胜热，苦能降逆，火邪错逆，在所必需也。"

【东医考据】山田集成："以火迫劫之者，谓以温针强发其汗也。另条太阳伤寒者加温针必惊是也……惊狂卧起不安，乃火攻发汗过多，遂亡其阳，火热乘虚，陷脉中，上而乘心，心气为之不镇也。故于桂枝方内，去芍药，加蜀漆牡蛎龙骨，以镇其躁扰也……救逆二字，后人所加，宜删。"

30/126 火逆，下之，因烧针烦躁者：桂枝甘草龙牡汤（简）（10）主之。

【用药释义】魏荔彤曰："烦躁即救逆汤惊狂卧起不安之渐也，故用四物以扶阳安神为义，不用姜枣之温补，不用蜀漆辛快，是正病轻则药轻也。"

【异说并列】①魏荔彤曰："火逆一句，下之一句，因烧针一句。误治之故有三，而烦躁之变证既一，则惟立一法以救三误，不必更问其致误何由矣。"②山田集成："'下之'二字，莫所主当，必是衍文，宜删。按古昔火攻之术，种种不同，有艾火，有温针，有烧瓦；火逆之证，于是乎多端矣。逆、谓误治也。"

31/171　太阳病，外证未除，而数下之；遂协热而利，利下不止，心下痞硬，表里不解者：桂枝人参汤⑾主之。

【用药释义】曹氏发微："复纳桂枝者，以里寒重于外证，恐过煎力薄，失其解肌之功也。所以日夜三服者，亦以数下之后，表热内陷，非一服所能开泄也。"

【东医考据】山田集成："恊，成本做协，《玉函》《脉经》具作挟，皆借音通用，挟为正字。《正字通》云：恊协古通。《通雅》云：后汉方术传，怀恊道艺，即怀挟，又与挟通。可见挟之为恊，恊之为协，皆借音而通用矣。挟热者，乃内寒挟外热之谓。其谓之挟者，示寒之为急也。"

32/182·183　伤寒、八九日，风湿相搏，身体疼烦，不能自转侧，不呕、不渴，脉浮虚而涩者：桂枝附子汤⑿主之。㈠」若其人大便硬，小便自利者：白术附子汤（简）⒀主之。㈡」

【东医考据】山田集成："搏与薄，借音通用，逼迫也。《周易·说卦传》，有'阴阳相薄'，'雷风相搏'之文，《灵枢·决气》篇有'两神相搏，合而成形'，之言。又迫晚曰薄暮，皆逼迫之义也。凡湿之伤人，必与风寒之气相逼迫，而后中之，是以谓之风湿相搏。方有执改'搏'作'搏'，濑穆训'搏'为'击'，皆非也。"

【汤方变化】吴氏诠释："桂枝附子方之组合与桂枝去芍药加附子汤同，仅桂枝附子之用量略异（后者方用桂枝三两·附子一枚，余全同），而证治方名各别。彼治阳虚脉促胸满恶寒，此治风湿相搏，身体痛烦，其变化系于桂枝附子。盖附子小量则温经回阳，大量则力能镇痛，故前者方用附子至三枚，于此可知方药用量之关键。"

【用药释义】大论本方原名为桂枝附子去桂加白术汤，在《玉函》，名术附汤，在《金匮》，名白术附子汤，主治桂枝附子汤证而大便硬，小便自利，不上冲者。服药后，见如痹如冒状，此乃药力达到病所之候，亦即称"眩冥"是也。

33/29 服桂枝汤，或下之：仍头项强痛，翕翕发热，无汗，心下满，微痛，而小便不利者：桂枝去桂加苓术汤（简）(14)主之。

【证状详解】成氏明理："翕翕者，熇熇而热也，若合羽所覆，言热在表也。"

【异说并列】①山田集成："家君语予曰：'凡论中揭一物以名于方者，皆一方主将，犹天之有日，国之有君，不可一日无者也。故柴胡葛根麻黄黄连附子黄芩……诸方，俱未有去其主者。今此条独云去桂，岂是仲景氏之真哉？况仍有头项强痛发热无汗证乎？决是后人舛误所致。'家君斯言甚快，足以破千古瞆蒙矣。"②金鉴论注："去桂，当是去芍药。"③喻昌曰："去桂者，以已误，不可复用也。"

【本条发挥】①成氏明理："头项强痛，翕翕发热，虽经汗下，为邪气仍在表也。心下满微痛，小便利者，则欲成结胸。今外证未罢，无小便不利，则心下满，微痛，为停饮也。与桂枝汤以解外，加茯苓白术，利小便，行留饮也。"②丹波元简曰："成注不及去桂枝之义，但云桂枝汤以解外，则成所注本，无'去桂'二字欤？若不去桂，而成此方，此证或有效验。"③伤寒类方："凡方中有加减法，皆佐使之药；若去其君药，则另立方名；今去桂枝，而仍以桂枝为名，所不可解也。"④吴氏诠释·订正本方名"桂枝去芍药加茯苓白术汤"："本方即桂枝汤原方，去芍药加苓术而成……使在表之邪仍从外解；而在里之饮由下渗而去；去芍药者，恐酸收妨事，减诸药之力也。"

34/63 发汗后，身疼痛，脉沉迟者：桂枝（加芍药·生姜各一两·人参三两）新加汤主之。

【名家注疏】钱潢曰："此本中风，而以麻黄汤误发其汗，遂使阳气虚损，津液耗竭，不能充灌滋养，故身疼痛，而脉沉迟，非伤寒脉浮紧而身疼痛之可比也，仍以桂枝汤和解卫阳，因误汗之后，多加芍药之酸收，以敛营阴之汗液，生姜以宣通其衰微之阳气，人参以扶补其耗散之元真，故名曰桂枝新加汤。"

【名家评论】①张志聪曰："新加汤者，谓集用上古诸方，治疗表里之证，述而不作，如此汤方则其新加者也，亦仲祖自谦之意。"②山田集成："如此汤及桂枝加桂汤方，经文既言其所加分量，则知仲景氏原本本不载其方矣。后人不察，误以为方名，遂录其方耳……凡方名如桂枝、柴胡、理中、黄芩之类，皆是古方，而其设加减者，皆出于仲景氏之新意也。"③本书：本方今不在112方内，请阅"全部药方分类录"即明。

【承上启下】以上述桂枝汤类证14条文，以下将续述麻黄汤类证。二者皆太阳病之一纲或一系也。

（丑）麻黄汤类证

35/36　太阳病：头痛，发热，身疼，腰痛，骨节疼痛，恶风，无汗、而喘者：麻黄汤(15)主之。

【二条精义】①前有7、21二条连合表明太阳中风证桂枝汤，今又得8、35二条连合表明太阳伤寒证麻黄汤。此二条病状可相互参详。②8条曰恶寒，35条曰恶风，显见其恶风寒之重，实非相背也。③太阳之脉本浮，今又曰紧，合之则为脉浮紧。

【二条发挥】①凡见此等症状者，麻黄汤皆能优治之，初不必限于太阳伤寒。②麻黄汤，在表为恶寒，在里属肺脏寒实，即西医说之呼吸系性感冒。③麻黄汤之作用为"发汗"，为太阳病全部"汗法"中之第二种法，较前述桂枝汤之"解肌"为重一筹。

【本录参阅】本录上卷"麻黄汤证"凡五案。

36/39　太阳中风：脉浮紧，发热，恶寒，身疼痛，不汗出，而烦躁者：大青龙汤⒃主之。㈠」若脉微弱，汗出，恶风者：不可服之。服之则厥逆——筋惕肉瞤，此为逆也！㈡」

37/40　伤寒：脉浮缓，身不疼、但重、乍有轻时；无少阳证者：大青龙汤发之。

【名家注疏】柯氏来苏："仲景凭脉辨证，只审虚实。故不论中风伤寒，脉之缓紧，但于指下有力者为实，脉弱无力者为虚。不汗出而烦躁者为实，汗出多而烦躁者为虚。证在太阳而烦躁者为实，证在少阴而烦躁者为虚。实者可服大青龙，虚者便不可服，此最易晓也……大青龙汤为风寒在表，而兼热中者设。"

【东医读论】山田集成："麻黄证曰无汗，大青龙证曰不汗出，犹太阳病曰或未发热，少阴病曰无热恶寒。造语既异，意亦不同，不可不详也。盖无汗对有汗而言之，不汗出对无汗而言之，言其人不啻无汗，虽服麻黄汤以发之，尚犹不得汗也。但虽与之麻黄，不能有汗而烦躁者，乃始可与大青龙汤已。"

【二条精义】麻黄汤但能治表寒，其挟有内热者，辄不能胜治之。于是加石膏姜枣，成大青龙汤，方能治脉浮紧、发热、恶寒、身疼痛、不汗出而烦躁之证。惟方药之力既增，误治巨变堪虑。乃娓娓叮咛，谓脉微弱者，汗出恶风者，有少阴证者，均不可服之，此医圣之德意也。

【编者臆说】不汗出之"不"字，而烦躁之"而"字，若脉微弱之"若"字，身不疼之"不"字，但重之"但"字，乍有轻时之"乍"字，无少阴证之"无"字，看似虚字，实皆着重非常。读论者其可忽乎哉？

【药理研考】大青龙汤方后有云："汗出多者·温粉扑之。"按：温粉者，山田氏谓熬温之米粉，刘熙《释名》云：粉，分也，研米使分散也。丹波元简曰：吴氏《医方考》、有扑粉方：龙骨牡蛎糯米，各等分为末，服发汗药过多者，以此粉扑之，常用有验。又，《孝慈备览》、扑身止汗法：麸皮糯米粉二合、糯米散：疗产后汗不止，牡蛎三两，炮附子一两，白糯米三升，上为散，搅令匀，汗出傅之，此亦扑粉之一方也。

【难题趣辩】柯氏来苏："方氏因三纲之分，而有风寒多少之陋见。喻氏又因大青龙之名，而为龙背龙腹龙尾之奇说。又谓纵横者，龙之所以飞天门及大青龙之位。青龙之说愈工，而青龙之法愈湮，此所谓好龙而不识真龙者也！大青龙之点睛，在无汗烦躁，无少阴证二句。合观之，知本方本为太阳烦躁而设……"佐景趣注："注视龙睛，无见龙背、龙腹、龙尾可也！"

38/41　伤寒：表不解，心下有水气，干呕，发热、而咳；或渴，或利，或噎，或小便不利、小腹满，或喘者：小青龙汤⒄主之。

39/42　伤寒：心下有水气，咳、而微喘，发热，不渴——服汤已、而渴者，此为寒去欲解也——小青龙汤主之。

【移句明义】"伤寒，心下……不渴，小青龙汤主之，服汤已，而渴者，此为寒去欲解也。"此"汤"即是彼"汤"，能盯住此一"汤"字，则得之矣。

【二条精义】心下即是胃，水气即是属于水之邪气，心下有水气，即言胃部有水饮寒痰之属，壅滞不行。又加表邪以激之，犯及肺与气管，则为咳与喘。今本汤既含祛风化痰镇饮平喘之药，故服后能令寒去水行，并知渴而解也。

【本录参阅】中卷"小青龙汤证"凡二案。次案按语中有商量医学，比较说理文字一段，明白透彻，似尚堪一读。

40/24　太阳病，得之八九日，如疟状，发热、恶寒，□多、□少，其人不呕，其便自调，一日二三度发：㈠脉微缓者，为欲愈也。㈡脉微而恶寒者，此为阴阳俱虚，不可更发汗、更下、更吐也。㈢面色反有热色者，未欲解也——以其不能得小汗出，身必痒：宜桂麻各半汤（简）⒅。

【本条精义】本条上首有总冒，以下分三款。总冒至二三度发止，申明基本症状。第一款至欲愈也止，言病将自解，脉虽微而缓，显有复元之象也。第二款至更下更吐也止，言心脏衰弱者，汗吐下俱非所宜也。余第三款仍遥接总冒，乃本条主文。何以知其分为三款？以"者也"字样而知之。然则"者也"之为用亦大矣哉！

【空格选填】含两空格句，原文为"热多寒少"。

【独家异见】余氏《新义》改易本条"热多寒少"为"寒多热少"，谓必若是，方可反映后第42条之"热多寒少"，并可明了此用各半与后有石膏之义。故录之以备一说。

【本录参阅】中卷"桂麻各半汤证"凡二案。

41/26 服桂枝汤，大汗出，脉洪大者：与□□汤（如前法）。㈠」若形似疟，一日再发者：汗出必解——宜桂二麻一汤（简）⒆。㈡」

【空格选填】□□为"桂枝"二字，但因有绝大疑问，故宁空出之。

【移句明义】"……若形如疟，一日再发者，宜桂二麻一汤、汗出必解。"何以知其可以移句？以"解"字而知之。

【东医读论】山田集成曰："此条服桂枝汤以下十八字，盖后条此文错乱入者，衍文可删矣……论中洪大之脉无与桂枝汤之例也。"

【用药释义】一日再发较一日二三度发略轻，故本方与上条方虽药味不殊，而铢两有异，可见仲圣于辨证用药之间，竟分毫不苟也。

【独家异见】曹氏发微：主张订正原文"脉洪大者"句作"脉不洪大者"："服桂枝汤而大汗出者，设邪风即从汗解，脉当和缓，为其风邪去而营气和也。设大汗后不见洪大之脉，而病仍不解，则阳明未曾化躁，故宜与桂枝汤如前法，不妨一汗再汗。此条与后一条（第53条）比较：后条脉见洪大故宜白虎汤。本条脉不洪大，故仍宜桂枝，传写者脱去'不'字耳。若既服桂枝汤，形似热多寒少之虑，日再发而无定候，但令营气与卫气和，则一汗而愈。然必用桂枝二麻黄一汤者，则以营分之血热，胜于气分之水气故也。"

【本录参阅】本录中卷"桂二麻一汤证"凡二案。

42/28 太阳病：发热、恶寒，热多、寒少〔脉微弱者·此无阳也·不可发汗〕：宜桂二越一汤（简）⒇。

【括弧显义】如上加一"反括弧"，则经义显然矣。反弧之内，显示例外之意。反弧之外，则脉不微弱，其非无阳，可以发汗，岂非至明？于是宜桂二越一汤，岂非至当？若问括弧由何而来？曰：由"者也"二字所化出也。若问"不可发汗"在"也"字下，何能包含在内？曰：文义所及，神会可也。或人不明此义，辨曰："桂二越一汤中，麻桂之量最轻，谓非发汗之剂可也。"窃不敢妄从，读经者其试味之。此亦"编者臆说"也。

【编者臆说】山田集成于本条下作论断云："一说云，'桂枝二越婢一汤'八字，宜移之热多寒少句下而看。非有脱简，文法乃尔。余谓此诚然，然而详考全论，凡若此之处，必有分界之可察存焉。桂枝麻黄各半汤条，以也字分之。小青龙汤条，以服汤字分之；麻黄汤条，以服药字分之；茯苓桂枝白术甘草汤条，以脉沉紧分之，皆是也。今此条绝无分界之可察。则其为厥文，无疑矣。"编者敢言，山田虽贤，犹未达一问也！何者，古文文法变幻，尤出贤者想象所致也。臆说："脉微弱者·此无阳也·不可发汗"，犹言"脉微弱者·不可发汗·此无阳也"。若是，有"也"字为界，则山田明矣。但在文法上言，"此"字代表"脉微弱者"，二者密迩愈佳，故不惜将"此无阳也"提在"不可发汗"前，以增重语气，且符合惯例（英文文法亦然）。况有医理之辨！必非属无阳者，宜桂二越一汤乎？山田讥同条辩论诸子，曰："噫！诸子何其穷之甚？"使当年有人或以同句转贻山田，其能不有伤大雅矣乎？一笑。

【编者臆说】前36条第㈠段，先说大青龙汤合适脉证，次㈡段说不可服此不合适脉证及其服后之不良逆证，笔法系"平铺直叙"，任何人读之，明白了解。40条分作三款，内第二款就不合适脉证又作告诫，笔法可说是"错综夹叙"，读者尚少误解。至本42条，忽又改变笔法，姑称之曰"含蓄简叙"，重申无阳不可发汗之诫，初无可生疑窦之处。奈后人读此，困惑滋多。曰：此条必有脱简。曰：此条属倒笔法。曰：桂二越一量轻，谓非发汗可也。孰知凡此所惑均非。其不能"从多条求真义"，"从全书求真义"，不明《伤寒论》读法者，所病一也！

【难题趣辩】日本有所谓"康平伤寒论"者，别称"和气氏古本伤寒论"，盖因同文异题："康平中丹波雅忠跋卷尾，厥后三百余年，贞和中和气嗣成跋其次。"据述是书由中土传去，彼邦视同国宝。今其"传写本·全文"附刊于大塚敬节著之《伤寒论解说》日文书内。编者曾撰"读日本'康平伤寒论'揭疑"一篇，刊"中国医药"第四卷第五期上，摘出大论中重要经文三条，一一指明妄被"点金成铁"之确证，故敢确认本书非吾医圣真本焉。三条文之一为桂枝二越婢一汤本条。康平本将本条之"不可发汗"，改作"不可大发汗"。其意似欲赖加一"大"字，轻易解除应有之疑惑，即以为"不可大

首揭《康平本·伤寒论》为日人杜撰，并责之曰：点金成铁。

发汗"意同"可小发汗"。既可合于上述之脉微弱无阳证,又可合于下引桂二越一汤之发汗。上下串连,直同天衣无缝。不知大论中只偶见"可小发汗",绝无"不可大发汗"之成句。岂非杜撰是何?此一疑也,不可不揭!

43/314 少阴病,始得之,反发热,脉沉者:麻黄附辛汤(简)(21)主之。

44/315 少阴病,得之二三日:麻黄附甘汤(简)(22)微发汗——以二三日无里证,故微发汗也。

【二条精义】以上二条应并合研读。前条麻黄附辛汤治较重证,后条麻黄附甘汤治较轻证。在治法上言,以上二汤常被称为温开。与麻黄汤之作用颇有异曲同工之妙。麻黄汤之对象属肺,此二汤之对象似属心脏和脑。前者固属重要,后者更为首要,一有差池,性命系之,此其所以称为少阴病乎?本二汤姑编入麻黄汤类取其较为近似故耳。此皆"编者臆说"也。

【本录参阅】中卷"麻黄附甘汤证"一案,附述他案甚趣,阅之可以解颐。

45/64 发汗后,不可更行桂枝汤:汗出而喘,无大热者:可与麻杏甘石汤(简)(23)。

【编者臆说】上述之麻黄附辛汤及麻黄附甘汤,属少阴方。昔太炎章氏曾提出太阳病为对少阴病而言:意谓前者有力抗邪,后者力有勿胜,由于心脏衰弱故也。然则太阳和少阴固有时亦可相提并论若此者。至麻杏甘石汤原属首要大方,惜在伤寒六经中,却无归属处。本录上卷曾畅发其义。姑因本汤适为麻黄汤之反面,在治肺方面,可互相辉映,乃殿附同类云。

46/170 下后,不可更行桂枝汤;若汗出而喘,无大热者:可与麻杏甘石汤。

【二条精义】以上二条,一曰发汗后,一曰下后,其余文字多雷同,看似重出，实非重出。何者？盖麻杏甘石汤证原有时发于发汗后，有时发于下后，而治方则一也。本证之热内聚于肺，肺叶不耐过分之热，因之生喘，故喘为主状，而周身却无大热。因此本汤乃肺热之专方，亦肺炎之特效剂也。本汤、依意义重要言，应另立一专类，无奈仅有一方，古殿附麻黄汤类，亦从其近似故也。

【编者臆说】本汤治肺热，白虎汤治胃热，两者元属并肩。顾白虎汤证属胃家实，大论称之阳明病，本汤证属肺脏实，在六经病中、却无归属。后世温热家得此遗宝，不禁惊喜若狂，乃曰"温邪上受·首先犯肺"即奉此言为温热病之首条提纲。并获识本汤四味之药性分属辛凉甘润，于是广搜合此药性之平淡药味，别制所谓轻灵时方，以应世用。谁料曲低和众，其说竟而盛行。噫！

【独特经验】编者治麻疹转肺炎剧病者，每用本汤加西洋参（一钱至三钱有效·加量益善），更佐以他药，称之曰"三太汤"。问汤名安自？曰：病家见疏麻黄，每曰：得毋太热？见疏石膏，又曰：得毋太凉？乃应之曰：还有一太，即西洋参得毋太补是！合之岂非三太？病家愕然，服药乃反无疑。

【本录参阅】上卷"麻杏甘石汤证"凡四案。

【承上启下】以上述麻黄汤类证12条，以下续述葛根汤类证5条。更合桂枝汤类证为太阳病之三纲或三系。

（寅）葛根汤类证

47/32　太阳病：项背强几几，无汗，恶风者：葛根汤（24）主之。

【音义通考】几、详《重编伤寒论》条文互勘记，请参阅，文长不重引。

【编者臆说】前7、21条中风证桂枝汤、凡读大论者皆能连系之，8、35条伤寒证麻黄汤、又皆能并合之。独不能连合9、47二条，而指明葛根汤为治太阳温病之主方，至足慨也！推源其故有四：①上云二条在原本大论中，相距25条之遥，使人生顾此失彼之错觉。②9条曰不恶寒，47条曰恶风，使人有不恶寒即不恶风，不恶风与恶风背之错觉。③成氏无己注9条曰："发热而渴，不恶寒者，阳明也。"使人生温病即阳明之错觉。又明知葛根汤非阳明方，更使人生此二条风马牛之错觉。④9条缺少一个"名"字，倘作"名为温病"，则将使人起"名曰中风"、"名为伤寒"、"名为温病"三鼎足之印象，今但曰"为温病"，竟使人生非鼎足之错觉。

【二条精义】编者首倡上云二条应合并连系，曰："葛根汤主治太阳温病者也。"是实为本二条之精义所在。因此，可辟上述四点错觉如次：①大论条文次序早被紊乱，今相隔25条，安用疑为？②应并成"恶风不恶寒"，详解见本录上卷第55页表中。③应改作："近阳明也。"④经文千变万化，应用哲眼慧心细读，方能神而明之。

详见《经方实验录》第13案之佐景按。

【用药释义】太阳中风桂枝汤证，头痛。太阳伤寒麻黄汤证，头痛之外，益以身疼腰痛骨节痛。太阳温病，头痛所勿待言，更益以项背强。意谓非但项背强，且循神经之敷布，下延及于背脊·显示延髓神经脊髓之神经皆受风寒之袭犯，酝酿由寒化热。故用药于麻桂之外，益以较重量之葛根，藉治神经部分之病变。因是可简言曰：太阳温病葛根汤证，在表为恶风不恶寒，在里为项背神经受侵，酝酿由寒化热可也。夫如是，得别于中风伤寒之桂枝麻黄证者亦了然矣。西医说神经系性感冒、应可与吾葛根汤证对照。

【名家评论】陆九芝曰："无人知温热之病，本隶于《伤寒论》中；而温热之方，并不在《伤寒论》外。"是言极为明确。然而陆氏选温病方二十有二首，以葛根芩连为首选，而独遗葛根汤，得毋类买椟还珠？亦不及麻杏甘石汤，又曲解9条为太阳阳明合句。曰："太阳病发热"五字为句，是太阳，"而渴不恶寒者"六字为句，即阳明云云。是明确之外，又有太偏差者在。然则医论之作，岂易事哉？

【本录参阅】上卷"葛根汤证"凡五案。

48/33 太阳与阳明合并者，必自下利：葛根汤主之。

【诸本考异】本条、《脉经》作"太阳与阳明合病，而自利不呕者……"山田集成则疑本条应作："太阳与阳明合病而下利者，葛根汤主之。"

49/34 太阳与阳明合病，不下利，但呕者：葛根加夏汤（简）（25）主之。

【名家注疏】①成氏明理："伤寒有合病，有并病。本太阳病不解，并于阳明者，谓之并病。二经俱受邪而合病者，谓之合病。合病者，邪气甚也。"②陈修园曰："太阳之恶寒发热头项强痛等证，与阳明之热渴目病鼻干证，同时均发，无有先后，名曰合病。"③方有执曰："合、见答切，合之为言，相配偶也。轻重齐，多少等：谓之合。并、犹合也。彼此相兼合，而有轻重多寡之不同，谓之并。"④喻昌曰："合病者、两经之证各见一半，如日月之合朔，如王者之合圭璧，界限中分。不偏多偏少之谓也。并病者、两经之证连串为一，如贯索然，即兼并之义也，并则不论多寡。"⑤张介宾曰："并病与合病不同。合病者，彼此齐病也。并病者，一经先病，然后渐及他经，而皆病也。"

【综合检讨】综计大论中条文，称合病并病者共得八条。内称合病者六条，称并病者仅二条耳。惟皆属于三阳经，不及三阴经焉。合病并病之义、已引五家之说于上。其他大同小异，不必赘列。又八条所采主方，有葛根汤、葛根加半夏汤、大承气汤、黄芩汤、黄芩加半夏生姜汤等，兼有不出方治者，可见医者临证，随机应变可也。

50/35 太阳病，桂枝证，医反下之，利遂不止〔其脉促者·表未解也……〕，喘而汗出者……葛根芩连汤（简）（26）主之。

【本条精义】"太阳病，桂枝证，医反下之，利遂不止。其脉促者，表未解也：葛根汤主之。若利不止，喘而汗出者，表已解也：葛根芩连汤主之。"此我所谓"添句阐义"法也。本条依"括弧显义"法，将"其脉促者·表未解也"加括弧，表示括弧之外，脉不促，表已解，并通。

【名家评论】历来医家最赏识本汤者，允推陆氏九芝。陆氏曰："葛根芩连一方，独见遗于阳明者，以人必见下利始用之，不下利，即不用，而不以为是阳明主方也。孰知此方之所用者宏，而所包者广也！"

【综合检讨】本录指出本汤为葛根汤证化热之方，麻杏甘石汤证为麻黄汤详见《经方实验录》第35案之佐景按。

化热之方，白虎汤为桂枝汤证化热之方。三汤同为基本要方，在**本录**上卷第115页列表显出之。可一检阅，兹不复赘。

【用药释义】考黄芩仅能消炎，黄连功擅杀菌。凡证热极成毒生菌者，本汤皆能优治之。且服后绝无不良之反应，似尚胜于现代之所谓抗生素剂，较为安全多也。

【本录参阅】上卷"葛根芩连汤证"凡四案。

51/15 太阳病：项背强几几，反汗出恶风者：桂枝加葛汤（简）（27）主之。

【本条发挥】本汤与葛根汤同治项背强几几，恶风。但本汤用于汗出，葛根汤用于无汗，此其分也。所以将本汤编入葛根汤类，而不编入桂枝汤类，盖为其主证相似，且求便于查览故也。

【综合检讨】前已指出桂枝汤为太阳汗法中之"解肌"，麻黄汤为太阳汗法中之"发汗"，今当续陈葛根汤乃太阳汗法中之"透表"。"透表"初非大论中原语，意指将外感风寒之邪，徐徐透达于肤表，汗出而不伤津，肤润而可祛邪，与解肌发汗，各略略异其风趣，今列表如下以明知之：

太阳病		
伤寒…麻黄汤（发汗）…恶寒恶风…或未发热或已发热…肺脏寒实	开合汗腺
中风…桂枝汤（解肌）…恶风…发热…胃肠虚寒	
温病…葛根汤（透表）…恶风不恶寒…发热而渴…神经化热	

【承上启下】以上述太阳病毕，以下乃续述阳明病，而以白虎汤类证始可也。

（卯）白虎汤类证

52/85 伤寒：脉浮滑——此表有热，里有□：白虎汤（28）主之。

【用药释义】石膏应生用，方能清除胃热，万不可煅用，煅则凝结痰湿，为害滋大矣。所以碎之入煎者，求其与煎水接触面积较宽广，而较易煎出药力也。知母苦润，功能泻火润燥，甘草粳米可以摄护胃肠，使不因寒凉之剂受损。于是君臣佐使，面面俱到矣。

【本条发挥】大论叙述白虎汤类方条文不多，甚有易滋疑义者。本条出太阳下篇中，喜其简洁明白，故特选为主条，盖本汤实为阳明主方也。

【空格选填】空格中原作"寒"字，依"编者臆说"，应作"实"字，说见《重编伤寒论》第28页，白虎汤条考证。

【难题趣辩】编者于一九六三年夏间，考得本条"寒"字应作"实"字，曾撰本条考证篇。其内有曰："余每主：理重于笔。不得已，沉思默索，期能解惑。深幸：精诚所至，金石为开。终于一觉醒来，喜悟'寒''实'互误之理。"云云。颇有沾沾自喜之意，委实娇憨可笑！后二年，得璐玉先生著之"张氏医通"读之，至本条，见张氏所撰注文近四百字，主张应作"表有热·里有寒"。乃姑予耐心细读，翼幸披沙拣金，果在其中得奇句云："或言当是表有热里有实，'寒'字与'实'字形类，其说近是。若果里有实，则当用承气，不当用白虎。"方惊"表热里实"之说，早有或人先觉者遥遥发现于前，编者不过后来迟到，外加巧合而已，甚矣浏览搜求之不可不广也！至于张氏所称"里实当用承气"一说，粗浅不值一驳，缘虚实只在比较上言之耳，又安可疑难呆住哉？

【难题趣辩】日本"**康平伤寒论**"被编者特别摘出讨论之条文有☞又指《康平本·伤寒论》为日人杜撰。三。其一为桂枝二越婢一汤条，前已论之。其二即为本条之白虎汤证者。"康平本"竟大胆妄为，删去"此表有热里有寒"七字。令成"伤寒、脉浮滑、白虎汤主之。"其意似赖删此七字，轻易免去"寒"字之不可通，亦不欲将"寒""实"互易，恐陷"人云亦云"之讥。况免去之后，庶合"棋以不着为高"之奥旨乎？此诚太天真之设想也！至于"康平本"如何"修理"大承气汤条，容就后文同条述之。

【本录参阅】上卷"白虎汤证"凡四案。其一叙述本汤证有由自身积热而起者。其二叙述本汤证由寒证化热而来者。其三叙述本汤证治消渴证绝妙。其四叙述本汤证之活用，竟能治愈中消。又有其一案内，附引徐姓盲目用本汤，先被病家奉为神医，后竟被人拷打，滑稽荒唐，令人喷饭！

53/27 服桂枝汤，大汗出后；大烦渴不解，脉洪大者：白虎加参汤（简）（29）主之。

【东医考据】山田集成："烦渴、谓渴之甚也。烦字，有主用，有兼用。如烦、心烦、胸烦、内烦、微烦、皆主烦言之。若夫烦躁、烦渴、烦痛、烦热、烦惊、烦满、皆不以烦为主，盖所兼及客证已。判为二证、非也。"

【煎服古法】煎服法中，白虎汤、白虎加参汤均仅言："以水一斗，煮米熟，汤成，去滓，煎服一升，日三服。"似嫌简略。《外台秘要》本汤后，则作："以水一斗二升，煮米熟，纳药，煮取六升，去滓，温服一升，日三服。"今世医家开方，病家煎药，似少遵此重煮办法，以致药效差减，不无因欤？

【本条精义】服桂枝汤，大汗出，淋漓不止。汗液既竭，津液继伤，胃液外济，渴乃不止。甚至酿成大烦渴脉洪大证。此时纵投白虎，但能清热，无从生津。在治法上言，尚差一筹。于是仲景巧加人参一味，生津以止渴，益气以强心，其妙用竟尔无穷。按古时用人参，今日可用西洋参，其效更宏云。

【编者臆说】夫白虎汤属何治法欤？任何人将答曰：是"清"法。程氏《医学心悟》论清法云："清者、清其热也。脏腑有热，则清之，经云'热者寒之'是也。"实则《素问·五常正大论》有曰："治温以清，冷而行之。"方是"清"字最佳出处。独诧大论正文中竟无"清法"字样，仅有"其小便清者""必清脓血""清便自调""下利清谷"等句，诸句中"清"字、间含有"清浊"之"清"外，多应作"圊"或"便"字解，绝非"清法"之"清"，推至"平脉法"中，亦仅有"清浊"之"清"，而无"温""清"之"清"。不可谓非大论中奇迹之一，第读论者、绝尟注意及之耳。余则主吾人读论、殊应善运慧眼，当补充处，直须补充，使大论更臻完备，故特指出"清"法原有之出处，且主可将"清"字衍作"清凉"二字，以利应用云。

54/176 伤寒，若吐，若下后；七八日不解，热结在里，表里俱热，时时恶风，大渴、舌上干燥、而烦，欲饮水数升者：白虎加参汤主之。

【诸本考异】本条：《脉经》《千金》《千金翼》，均作白虎汤。可见二证之差甚微，二汤之用悉在医者临证之斟酌选取耳。

【名家注疏】①金鉴论注："伤寒二字之下，当有若汗二字，盖发汗较吐下更伤津液为多也。时时恶风，当是时汗恶风。"②柯氏来苏："当汗不汗，反行吐下，是治之逆也。吐则津液亡于上，下则津液亡于下。"

【本条发挥】本条言：白虎加参汤证有发于吐后，有发于下后，则麻杏甘石汤证有发于汗后，有发于下后，正可相互印证。不拘其病历如何，但据现状以处方施治，此医圣之心法也。

55/412　伤寒，解后，虚羸、少气，气逆、欲吐者：竹叶石膏汤（30）主之。

【药量求证】陶弘景《名医别录》："凡云一把者，二两为正。"

【证状详解】方有执曰："羸、病而瘦也，少气、谓短气不足以息。"

【用药释义】钱潢曰："竹叶性寒而止烦热，石膏入阳明而清胃热。半夏蠲饮而止呕吐。人参补病后之虚，同麦冬大添胃中之津液。又恐寒凉损胃，故用甘草和之，又以粳米助其胃气也。"

【综合检讨】《伤寒论》书中，"白虎加参汤"先出，序次第10方。"白虎汤"次出，序次第71方。"竹叶石膏汤"后出，序次第112方。前后参差，距离甚遥。今三条密排，诵读方便，检讨获益。并使自成一类，为阳明篇清法之专方，上承汗法，下启下法，于简括之中，寓精审之实：此本读本之所以名称精简也！

【承上启下】以上述白虎汤类证四条，前贤称为阳明经病。以下将续述承气汤类证，前贤称为阳明腑病者是也。

（辰）承气汤类证

56/261　太阳病、三日，发汗、不解，蒸蒸发热者——属胃也：调胃承气汤（31）主之。

【证状详解】太阳病，曰翕翕发热，今阳明病，曰蒸蒸发热。蒸，从火，言犹如熏蒸之热气，腾腾然升，由下而上，由里达表，内有根源，外有见证也。

【方名考释】成氏明理："承，顺也。邪气入于胃也，胃气郁滞，糟粕秘结，壅而为实，是正气不得舒顺也。以汤荡涤，使塞者利，而闭者通，正气得以舒顺，是以承气名之。"

【名家注疏】徐彬曰："仲景用此汤凡七见，或因吐下津干，或因烦满气热。总为胃中燥热不和，而非大实满者比……故曰调胃。"

57/219 阳明病，不吐，不下，心烦者：可与调胃承气汤。

58/262 伤寒，吐后，腹胀满者：与调胃承气汤。

【二条精义】前条不吐不下，言病人不自涌吐，不自下利，或未服吐剂，或未经下药，但生心烦者，显见由腹中腹间腐秽冲激所致，故用调胃承气，以逐其腐秽，则病可愈。本条腹胀满者，正肠间腐秽积聚所表现也。

【东医读论】山田集成："病人呕吐而心烦者，柴胡证也。下利而心烦者，少阴猪肤汤证也。今不吐不下，乃阳明心烦。但未至潮热谵语便秘腹满，或大渴引饮诸候，故先予调胃承气汤，以解内热也。"

【本录参阅】上卷"调胃承气汤证"一案。

59/263 太阳病，若吐，若下，若发汗；微烦，小便数、大便因硬者：与小承气汤（32）和之，愈。

60/226 阳明病，其人多汗（以津液外出），胃中燥，大便必硬；硬则谵语：小承气汤主之。㈠」若一服、谵语止者，莫更复服。㈡」

【二条精义】①前条言大便或因小便数而硬。盖人体中水份有一定之限量。盈于彼者必亏于此，盈于小便与汗者，必亏于肠间之含蓄，致令燥而大便硬，理至明也。②若问：大便硬何以生谵语？则恐系肠间神经影响脑系言语神经。事涉生理问题，试求详于生理专书可也。③若一服谵语止，莫更服者，盖药已中病，宜适可而止。缘大黄之下剂，容颜有弱心之副作用，不可不并顾及之。以后条文中有同样告诫者，司命者其慎之！

【本录参阅】上卷"小承气汤证"一案。

61/228 阳明病，谵语，有潮热，反不能食者——胃中必有燥屎五六枚也〔若能食者·但硬耳……〕：大承气汤（33）主之。

【编者臆说】"胃中"即是"肠"、故有曰"胃中必有燥屎五六枚"者，犹云"肠中必有燥屎五六枚者"也。又"胃家"包括胃肠，犹言消化系统。乃有注家云："粪在肠·是肠实·亦属解剖上之错误"者，得毋厚诬古圣乎？

又：承气汤在大论中称为下法，有时亦曰"攻之"，或"和之"，因"攻"与"和"皆非专用名词（例如"攻表""桂枝汤小和之"），宁用"下"字为正。伸之，则曰"下泻"。更详申之，则曰"下秽泻肠"，所谓"腐秽当去故也"。

【独特经验】《衷中参西录》作者张氏锡纯，最善应用石膏。加碎粒生石膏于承气汤中施用，收效极佳。似此一方并治胃热肠结，诚别开生面，可以参考或师法。

62/225 伤寒，若吐，若下后，不解；不大便五六日、上至十日，日晡所、发潮热，不恶寒，独语如见鬼状：㈠若剧者，发则不识人，循衣摸床，惕而不安，微喘，直视：①脉弦者生〔②涩者……死〕〔㈡微者·但发热谵语□·……〕——大承气汤主之。若一服利，则止后服。

【名家评论】柯氏来苏："如见鬼状独语，与郑声谵语不同。潮热不恶寒，不大便，是可下证。目直视不识人，循衣摸床等证，是日晡发热时事，不发热自安，故勿臆断为死证。凡直视谵语喘满者死，此微喘不满也。"

【脉理精微】金鉴论注："今观本文内，脉弦者生之弦字，当是滑字。若是弦字，弦是阴负之脉，岂有必生之理？惟滑脉为阳，始有生理。滑者通，涩者塞。凡物理皆以通为生，塞为死。玩后165条，脉滑而疾者，小承气主之，脉微涩者，里虚为难治，益见其误。"

【编者臆说】前汤条中按语，述及一条主要经文，因"主方压句"笔法之不明，致造成千古惊人之误解者，本条示也。自来读论者，目光过于近视，率将"但发热谵语者，大承气汤主之"连作一句读，又任"脉弦者生"凭空飘荡。于是仲圣有知，乃难免叹息矣！盖本条情节复杂，文法奇巧，犹如高山多仞，正达巅峰，登峰遥瞩，坦道在望，乃奇景也。依《重编伤寒论》说法，本条中有省句、省字、疑字，若一一补正，并顺其文意，应作（下列字下有"."符号者表示补正之意)：

"伤寒，若吐，若下后，不解；不大便五六日、上至十日，日晡所、发潮热，不恶寒，独语如见鬼状：

㈠若剧者，发则不识人，循衣摸床，惕而不安，微喘，直视：

（甲）脉弦者，大承气汤主之（若一服利，则止后服），生；

（乙）脉涩者，大承气汤不中与之，死；

㈡若微者，但发热谵语耳，小承气汤主之。"

诚能如上分列，病证、治方、预后、明了至极，绝无纠缠。或问何能得此灵感？曰：四个"者"字固已表明四种大小不同证情，读论者自不善察耳！

【难题趣辩】编者臆说：今检**"康平本"**本条，则作：

再指《康平本·伤寒论》乃日人伪作，并再责之曰：点金成铁。

"伤寒、若吐若下后不解、不大便五六日以上、至十余日、日晡所发潮热、不恶寒、独语如见鬼状、若剧者、发则不识人、循衣摸床、怵惕而不安、微喘、直视谵语者(脉弦者生、涩者死、微者但发潮热)，大承气汤主之，（注）若一服利则止后服。"

看来未免模糊错觉，责之曰"点金成铁"，当非冤词。况条中原文作"不大便五、六日，上至十余日"者，今竟作"不大便、五六日以上、至十余日"，孰者古雅，孰者俚俗？一字之损益间，非明眼亦可了然。因知"康平本"阙字、嵌注、旁书、低一字、低二字等，无非故布玄虚，诱人信服。直欲令我先圣遗宝，仿佛蒙尘。吾国学人应感遗憾。进而揭疑辨正，实份内应为之事也！

详见《经方实验录》第29案之佐景按。然而佐景又云：然此不过言其常耳，若下列诸案所引，则其变也，知常知变，乃可与言大道。

【本录参阅】适用大承气汤全部症状有五，详本录上**卷117页**，并可参阅本汤证，凡五案。

【综合检讨】三承气汤之药味，可合制一表如下，以便记忆讨论。又其他诸汤方，有类似者，并可仿此制表云。

调胃承气汤	大黄	芒硝	甘草		
小承气汤	大黄			厚朴	枳实
大承气汤	大黄	芒硝		厚朴	枳实

63/112　太阳病，不解，热结膀胱，其人如狂，血自下（下者愈）。其外不解者，尚未可攻（当先解其外）。外解已，但少腹急结者——乃可攻之：宜桃核承气汤（34）。

【证状详解】钱潢曰："谓之如狂者，狂而未甚之词。其语言、动静、或是或非，犹未到弃衣而走，登高而歌，踰垣上屋，妄言骂詈，不避亲疏之甚也。"

【东医读论】山田集成："热结膀胱者，邪气郁结于下焦膀胱部分（编者臆说："部分"似不若"部位"较为妥）之谓，下文所谓小腹急结，便其外候已，非直指膀胱一腑言之也。"又曰："本方即调胃承气加桃核桂枝者。桃核即桃仁，非不用仁而用核也……但其加桂枝之意，不可得而详也。"

【证状详解】巢氏病源："五癫病候：若彊惊起如狂，及遗粪者，难治。"余岩："惊亦彊也，如狂者，今之癫痫代偿证也，有精神错乱、幻觉、妄想、狂躁等证候，甚者至于杀人放火，迨发作终熄，全不记忆，此非真狂，故曰如狂也。"据此，此所谓如狂者，谓病者有精神错乱等精神狂躁症状。

【独特经验】汤本求真曰："师虽曰热结膀胱，又称少腹急结，以余多年经验，此急结，常不在膀胱部位，而在下行结肠部位（案：在小腹左边），以指尖沿下行结肠之横径，向腹底擦过而强按压之，触及坚结物，病人诉急痛，是即少腹急结之正证也。急结之大小广狭长短，种种无定，时或上迫于左季胁上，及心下部，致上半身之疾，又或下降于左肠骨窝，及膀胱部，致下半身之疾，诊察之际，必须细致周到也。"

【汤方变化】卢氏讲义："本方即调胃承气汤加桃仁桂枝。然调胃承气汤，人所常用，本方则用者甚少。非方不可用，实系医者不识其证耳。调胃承气汤，用大黄增加胆汁分泌，使肠蠕动亢进，以促积粪之排泄。芒硝增加肠分泌，抑留肠内之液体，使宿物稀释，便于排泄。大黄芒硝合用，能迅速达成泻下之目的。甘草和之缓之，一以调味，一以柔驰组织，一以中和硝黄之峻。急中寓和，行中寓守，使其作用纡徐曲达以透彻病根，免其迳速直行，过而不留之弊。故发汗后反恶热者，吐后腹胀满者，胃气不和谵语者，下利而脉调和者，阳明病、不吐不下心烦者，悉主之。加桃仁桂枝为桃核承气汤，则非独泻下肠管之宿便糟粕，且能排除组织间之淤血血块。渊雷先生谓调胃承气证而有血液变坏，血运失常之证者，即桃核承气所主。此二方证之所由分也。"

【编者臆说】桂枝汤中之桂枝、功在解表。桃核承气汤中之桂枝、功在助下。一药二用，有说在乎？我前不云乎？桂枝能活动脉之血者也。动脉之血自里达表，桂枝助之，可以作汗解表，此桂枝汤中桂枝之功也。动脉之血自心脏出，分作上行下行，然行者少，下行者多，小腹之热结血瘀，又远居心脏之下，使不有桂枝以助动脉之血下行，淤何由去？此桃核承气汤中桂枝之功也。"（详见本录本汤其一按内）

【本录参阅】中卷"桃核承气汤证"凡三案。

【独家异见】曹氏发微：主张订正原文"血自下，下者愈"句作"血自结·下之愈"："太阳病不解，标热陷手少阳三焦，经少阴寒水之脏，下结太阳寒水之腑，直逼胞中血海，而血为之凝。非下其血，其病不愈。考其文义，当云血自结，下之愈。若血既以自下而愈矣，不特下文尚未可攻，乃可攻之，俱不可通。即本方亦为赘设矣。此非仲景原文，必为传写之伪谬也。至如"如狂"之状，非亲见者不能道。非惟发即不识人也，即荏弱少女，亦能击伤壮夫。张隐庵以为病属气分，非若抵挡汤之发狂，徒臆说耳。岂气分亦可攻耶？若进而求如狂所自来，更无有能言之者。盖热郁在阴者，气发于阳，尝见狐惑阴蚀之人，头必剧痛，为毒热之上冲于脑也。彼热结膀胱之人，虽不若是之甚，而蒸气上蒙于脑，即神志不清，此即如狂所由来。热伤血分，则同气之肝脏，失其柔和之性，而转为刚爆。于是有善怒伤人之事，所谓铜山西崩，洛钟东应也。血之结否不可见，而特以如狂为之候。如狂之愈期何所定，而以医者用下瘀方治为之候。故曰其人如狂，血自结，下之愈也。惟外邪未尽，先攻其里，最为太阳证所忌，故曰尚未可攻。而解外方治，仲师未有明言。惟此证由手少阳三焦水道下注太阳之腑，则解外方治，其为小柴胡汤，万无可疑。惟少腹急结无他证者，乃可用桃核承气汤以攻其瘀，此亦先表后里之义也。"

64/132 太阳病、六七日，表证仍在，脉微而沉，反不结胸；其人发狂者（以热在下焦），少腹当硬满；小便自利者，下血乃愈（所以然者·以太阳随经瘀热在里故也）——抵当汤（35）主之。

【方名考释】山田集成："《名医别录》云：水蛭一名'至掌'，《太平御览》亦引《本草经》曰，水蛭一名'至掌'……知'至''抵'通用，所谓抵当即抵掌之讹，而实为水蛭之异称矣。是方以水蛭为君，所以命曰抵掌汤已。"

【名家注疏】柯韵伯曰："并取水陆善取血者以攻之，同气相求也。"

【独特经验】蜀渝邹趾痕老医士对水蛭虻虫有独特之认识，用之有独特之经验，极足取法。其言颇详备，请检**本录124页**自明。

详见《经方实验录》第69案之佐景按。

【中西汇通】卢氏讲义："桃仁承气汤证曰，热结膀胱。抵当汤证曰，瘀热在里，热在下焦。妇人经水适来适断，谵语如见鬼状，曰热入血室。曰膀胱，曰下焦，曰血室，皆拟象之辞。古人昧于内景，凭主观之见解，为抽象之释理，原不足深论。吾人稍习解剖生理者，当知膀胱为泌尿系之一器官。其为病也，如膀胱加答尔，膀胱痉挛，膀胱癌肿，膀胱结石，膀胱麻痹等，其症状无一与此条相同者，故知此条所列之证候，实与膀胱无关。既与膀胱无关，则其真正病理，当别有所在矣。萧琢如谓热结膀胱，即热入血室之互词，亦以热结膀胱为不足信已。今考其证候，曰如狂，曰血自下，曰少腹急结，而方有桃仁大黄，是其证候必为血液毒之一种。而病灶则在下腹腔，肠间膜，及其邻接脏器。妇人或为子宫，卵巢，内生殖器官。"

【本录参阅】中卷"抵当汤证"凡三案。

【编者臆说】大论主"以法治病"。如曰："服柴胡汤已，渴者，属'阳明'也，以'法'治之。"又曰："此为坏'病'，知犯何逆，以'法'治之。"是皆明证也。编者首揭：大论中治病之法宜分作两类，其第一类者曰"大法"，前已表明之。其第二类者则宜称曰"专法"。问曰："大法、专法，所异者何在乎？"曰："我前云：大法有其必备之要件在焉。①统辖之方、数多；②施用之候、时广；③作用、贯一系统；④反应、及于周身。"今乃续云："专法之条件可稍次一筹矣。①统辖之方、为数不多；②施用之侯、为时欠广；③作用、每仅限于局部；④反应、破难遍及周身是也。"问者曰："专"字，有所本乎？曰"大、专"二字今日已成一般之口头禅，盖指"大学"与"专科"言也。我今仿用，可谓适如其份，更无须乎其他所本也。问者曰：善。

专法之一日"逐瘀"，抵当汤是其代表也。本条中有"瘀"字，有"血"字，可以明之。前条桃核承气汤中，有"攻"字，有"血"字，似可等量齐观，然已有轻重之分矣。

65/143 伤寒、六七日，结胸，热实，脉沉而紧，心下痛，按之石硬者：大陷胸汤（36）主之。

66/145 太阳病，重发汗，而复下之；不大便、五六日，舌上燥而渴，日晡所、小有潮热，从心下至少腹硬满、而痛不可近者：大陷胸汤主之。

【二条精义】夫结胸者，乃痰涎水气之属与热邪结于胸内胁间发病也。其病之作，有不因误汗误下而自成者。有因重发汗而复下之而成者。有限于心下通，按之石硬者。有进一步从心下至小腹硬满，而痛不可近者。来历不一，证分轻重，而主方则却属相同。总之，病邪负坚顽踞，欲攻陷以平之，舍大陷胸汤莫属。其所以力胜诸承气汤者，以其内有甘遂一味故也，首宜切实认识。

【本录参阅】本录中卷"大陷胸汤证"凡二案，又附叙五案，皆惊险绝伦，而又确实万分者。读之恍如亲临其境，面见其人。传仲圣之绝学，启大论之奥秘，非颖师之卓识大胆，诸贤之远见良韬，孰能胜任愉快也！

67/146 小结胸者：正在心下，按之则痛，脉浮滑者：小陷胸汤（37）主之。

【名家注疏】王肯堂曰："上条云，硬满而痛不可近者，是不待按而亦痛也。此云按之则通，是以手按之，然后作痛耳。上条云，心下至小腹，是统一腹而言之。此言正在心下，则小腹不硬痛可知矣。热微于前，故云小结胸也。"

【方义究释】钱潢曰："夫邪结虽小，同是热结。故用黄连之苦寒，以解热开结，非比大黄之苦寒荡涤也。邪结胸中，则胃气不行，痰饮留聚，故用半夏之辛温滑利，以化痰蠲饮，而散其滞结也。瓜蒌之甘寒，能降上焦之火，使痰饮下降。"

68/160　太阳中风，下利，呕逆——表解者：乃可攻之。其人漐漐汗出，发作有时，头痛，心下痞、硬满，引胁下痛，干呕，短气，汗出，不恶寒者——此表解里未和也——十枣汤（38）主之。

【方名考释】山田集成："按《发秘》云，《伤寒论》有青龙、白虎、真武，而无朱雀，殊为可疑·不识朱雀乃十枣汤之异名，以其大枣之赤，立之名号。《外台》第八卷，引《深师》载朱雀汤，即是十枣汤，可见朱雀非逸也。"

【方义究释】柯氏来苏："甘遂、芫花、大戟，皆辛苦气寒，秉性最毒，并举而任之，气合味同，相须相济，决渎而大下，一举水患可平矣。然恐邪气尽而元气亦随之而尽，故选枣之肥大者为君，预培脾气之虚，且制水患之横，又和诸药之毒，此仲景之方尽善也。"

【本录参阅】下卷"悬饮"凡二案，即西医所谓肋膜炎是也。不赖手术，但凭汤药，竟能愈之，此经方之所以尚也。

69/323　少阴病：下利，咽痛，胸满，心烦者：猪肤汤（39）主之。

【多家认定】"猪肤·即猪肉也""肤是肉之近外多脂者""外皮去其内层之肥白为是"，盖利用猪肤之滑泽，减少咽部刺激，兼合胶质可耐饥，合白粉（米粉）白蜜，可充实养分为认定。

【承上启下】以上分述白虎汤类证、承气汤类证讫，可谓已尽阳明之统辖，因经云"阳明之为病·胃家实是也"。以下续述少阳病，容以栀豉汤类证始。

（巳）栀豉汤类证

70/79·80　发汗吐下后，虚烦不得眠：若剧者，必反覆颠倒，心中懊恼，栀子豉汤（40）主之。㈠」若少气者，栀子甘豉汤（简）（41）主之。㈡」若呕者，栀子姜豉汤（简）（42）主之。㈢」

【编者臆说】编者凤曾指出"心中"即是指肝，犹"心下"即是指胃，"胃中"即是指肠一样。故"心中懊恼"即指肝部受血热郁蒸相当时间后，所发生病理之感受。肝在热病过程中，受侵扰应较胃肠为迟缓，故其热邪之消退，亦自较晚。甚至发汗吐下后，表已解，胃肠已清肃，而肝热尚在郁蒸未退之中，乃发为虚烦不得眠，甚或反覆颠倒，心中懊恼。此时试其体温计测其身热，要无有高度也。正如家庭中小儿女辈，平时进食糖炒果儿过多，常致手心热，吵闹纠缠不休，而体温却正常者同理。奈何历代注家无能直指栀豉汤证之病所在肝，仅能泛指在胸膈之间，诚不无遗憾在焉！

又：栀豉汤类之治法，应属何名欤？非第大论中无有，即诸家注疏书中亦鲜有提议及之者。编者以为本类汤方拥有八首之多，安可不有一专名以称之？爰选"消"字为名，衍之则成"消平"，犹言"消炎平肝"是也。消炎为今世之流行口头禅，平肝乃古来通俗之旧术语，合之义益明矣。试察本类八首汤方中，有消烦者，有消痛者，有消满者，有消热者，有消黄疸者，更有消劳复者。诸状纷纭，一消而愈，妙哉！《素问·五常政大论》曰："故消之，削之，吐之，下之，补之，泻之，久新同法。""消"字居首，正有其磊落之出处也哉！

又：本节所称"消法"，乃专指平肝消炎，利胆顺气而言。如上所称：消烦消痛，消满消热，消黄疸与劳复，已尽消法应有之能事。若如《医学心悟》所引：有气、血、积食、停痰、蓄水、疮脓虫蛊、痨瘵，与夫痃、癖、癥、瘕、七疝、胞痹、肠覃、石瘕以及前后二阴诸疾，皆赖消法者，是则杂病之事，广义之消，亦可参考研究，以广积效云。

71/82　伤寒、五六日，大下之后，身热不去，心中结痛者——未欲解也：栀子豉汤主之。

【编者臆说】大下之后，身热宜告清肃，乃反"身热不去，心中结痛者"，是概因肝受热过久过甚所致。此时所自觉之"心中结痛"，实已较"心中懊恼"为重，故能令身热稽留，不遽即退。治当急予消平肝部炎热，仍舍栀豉汤莫属，惟剂量允宜加重矣。

72/83　伤寒、下后，心烦、腹满，卧起不安者：栀子厚朴汤（43）主之。

【汤方变化】"心烦""卧起不安"由于肝热，故用栀子。"腹满"由于肠有积滞，故用厚朴枳实，肠未必有燥屎，故无须硝黄。又因非太阴病之腹满，故无须参术。本方如易栀子作大黄，即成小承气，可治腹满坚实、肠有燥屎之阳明实证，今仅心烦腹满，卧起不安而已，故直主栀子厚朴汤。

73/84 伤寒，医以丸药大下之，身热不去，微烦者：栀子干姜汤（44）**主之。**

【本条发挥】"编者臆说"：汉时盖有一派医士，喜用剧药峻下之法，曾受仲圣斥责为"非其治也"。如本条所示下后情况：肝热既未消，身热乃不去，微烦仍如故，误下须善后！今以栀子治微烦，干姜主善后，简而贱，约而效！

74/273 伤寒，身黄、发热者：栀子柏皮汤（45）**主之。**

【证方辨择】卢氏讲义："黄疸有发热者；有不发热者；有属于里实可下者；有但须消炎解毒者。黄疸发热，若非兼表证，当为肠、胃、胆等炎性病灶吸收之炎性物而发之炎性热，与解表药，必无效。用消炎解毒药利尿则效。有胃实便硬者，用泻下药亦效。茵陈蒿汤，是消炎泻下并用。栀子柏皮汤，则专以排除炎性物，以消炎解毒为治者。其对象皆为阳证，故药味皆属苦寒，与寒湿发黄之治颇不同也。"

金鉴论注："伤寒身黄发热者，设有无汗之表，宜用麻黄连轺赤小豆汤汗之可也。若有成实之里，宜用茵陈蒿汤下之可也。今外无可汗之表证，内无可下之里证，故惟宜以栀子柏皮汤清之也。"

75/408 大病瘥后，劳复者：枳实栀豉汤（46）**主之。**

【本条发挥】周扬俊·《伤寒论三注》："如果虚劳而复，当用补矣。乃立此汤，虽曰劳复，实食复也。何也？新瘥未必大劳，或偶不慎起居，致食不消化者有之。若有宿食，竟自过饱矣。故枳实宽中破结，栀子散热除烦，香豉解虚热微汗；合三物之苦寒，主劳复之复热也。如多食停滞，因生热者，必按之痛，宜加大黄去之；快愈之速，使不大耗胃液也。设不知者，以病后不可用，所损多矣。"

【特种水煮】大论汤药普通但云水煮，但亦有特殊之例，若本条枳实栀豉汤用"清浆水"是也。兹引释如次：①《伤寒类方》："浆水·即淘米水·久贮味酸·为佳。"②《本草蒙筌》："浆水造法·炊粟米·投冷水中·浸五六日·生白花·色类浆者。"③《医方祖剂》："浆水·乃秫米和曲酿成·如酢而淡。"④吴仪洛曰："清浆水·一名酸浆水·炊粟米·熟投冷水中·浸五六日·味醋·生白花·色类浆·故名·若浸至败者·害人·其性凉善走·能调中宣气·通关开胃·解烦渴·化滞物。"云云。

【药量求证】博棋子大，依《千金方》羊脂煎后云："碁子·大小如方寸匕"；又，服食门："博棋子·长一寸·方二寸"。

76/272　伤寒、七八日，身黄如橘子色，小便不利，腹微满者：茵陈蒿汤（47）主之。

【方义究释】钱潢曰："茵陈、性虽微寒，而能治湿热黄疸，及伤寒滞热，通身发黄，小便不利。栀子苦寒，泄三焦火，除胃热时疾黄病，通小便，解消渴心烦懊恼，郁结热气，更入血分。大黄苦寒下泻，逐热，通肠胃。三者皆能蠲湿热，去郁滞，故为阳明发黄之首剂云。

【中西汇通】按：黄疸病之发生，乃胆汁色素混入血中，而遍染全身组织。胆汁色素之所以能混入血中者，乃因总输胆管开口于十二指肠处，有炎病发生，阻塞胆汁流出，或肝脏细胞发生障碍，古人谓之瘀热在里，或热甚成蒸。一般黄疸多生于肠内有炎症之时，即所谓卡他性黄疸。故用发汗剂由皮肤而泄其色素；或用利尿剂，由溺道而泄其色素；或用泻剂，由肠管而去其炎症，皆能治愈。而茵陈蒿汤则以利小便且兼下剂者，故治黄疸有效。

【证方辨择】柯氏来苏："仲景治阳明渴饮，有四法：本太阳转属者，五苓散，微发汗，以散水气。大烦渴，小便自利者，白虎加参，清火而生津。脉浮发热，小便不利者，猪苓汤，滋阴而利水。小便不利，腹满者，茵陈蒿汤以泄满，令黄从小便出。病情不同，治法亦异矣。窃思仲景利小便，必用化气之品，通大便，必用承气之味，故小便不利者，必加茯苓，甚者兼用猪苓，因二苓为化气之品，而小便由于气化矣。此小便不利，不用二苓者何？

本论云：'阳明病汗多而渴者，不可与猪苓汤，以汗多胃中燥，猪苓汤复利其小便故也。'斯知阳明病，汗出多而渴者既不可用，则汗不出而渴者，津液先虚，更不可用，明矣。故以推陈致新之茵陈，佐以屈曲下行之栀子，不用枳朴承气与芒硝之峻利，则大黄但可以润胃燥，而大便之遽行可知，故必一宿始腹减，黄从小便去，而不由大肠。仲景立法神奇，匪夷所思耳。"

【编者臆说】大论治病专法之二曰"退黄"，茵陈蒿是其代表也。本条有"身黄如橘子色"句。此外第74条，栀子柏皮汤条中亦有"身黄"句，第一三六条，麻黄连轺赤小豆汤条则有句曰"身必发黄"，允宜互参。

【承上启下】以上述栀豉汤类证讫，以下述柴胡汤类证，众认柴胡汤证始为少阳正病也。

（午）柴胡汤类证

77/100 伤寒、中风：五六日、往来寒热，胸胁苦满，嘿嘿不欲饮食，心烦喜呕；或胸中烦而不呕，或渴，或腹中痛，或胁下痞硬，或心下悸、小便不利，或不渴、身有微热，或咳者：小柴胡汤（48）主之。

【煎服古法】伤寒类方："此汤除大枣，共二十八两，折今秤亦五两六钱零，虽分三服，已为重剂。盖少阳介于两阳之间，须兼顾三经，用药不宜轻。去滓再煎者，此方乃和解之剂，再煎药性和合，能使经气和融，不复往来出入。古圣不但用药精妙，其煎法俱有精义。"

【中西汇通】汤本求真曰："小柴胡汤以胸胁苦满为主证，诊察之法：令病人仰卧，医以指头从其肋骨弓下，沿前胸壁里面向胸腔按压，触知一种抵抗物，而病人觉压痛，是即小柴胡汤之腹证。然则胸胁苦满云者，当是肝脾胰三脏之肿胀硬结矣。然肝脾胰并无异状，而肋骨弓下仍有抵抗物触知者，临床上所见甚多，是必有他种关系。以理推之，殆该部淋巴结肿胀硬结也。何则？凡以肋骨弓下抵抗物为主证，而用小柴胡汤治脑病、五官器病、咽喉病、呼吸器病、胸膜炎、心脏病、肠胃病、以及肝脾胰肾子宫等病，其病渐愈，则抵抗物亦从而消缩。据经验之事实，以推其病理，除淋巴系统外，无可说明。盖因上述诸脏器中，一脏乃至数脏之原发病变，使之肿胀硬结也。

仲师创立小柴胡汤，使原发续发诸病同时俱治，而以续发之胸胁苦满为主证者，取其易于触知也。"

【编者臆说】本条为小柴胡汤主条，本条无有少阳病字样，然本条却被公认为主治少阳病之主方。夫治太阳病用汗法，治阳明病用清下法，大论悉有明文，若言少阳病应用何法，即柴胡汤类宜属诸法何欤？论中乃告阙如！于是成氏首为之说曰："……不内不外，半表半里，既非发汗之所宜，又非吐下之所对，是当和解之可矣，小柴胡为和解表里之剂也。"训至"和解"二字延用迄今。后贤似未有表示不惬意者。编者不敏，颇感有异议之理由。㈠大论有曰："吐利止·而身痛不休者·当'和解'消息其外·宜桂枝汤小和之。"是"和解"乃夙与桂枝汤为伍者，柴胡汤又安得夺之也？（二）"和"字、"解"字，论中应用至多，何必定须借重此二个热门字，合成一新名词，徒形成混淆为哉？（三）"和""解"二字原属并重，决不可但摘用其中之一字。但后贤医书中，为求说解之便利，或措词之整齐，每又单用一"和"字，以代"和解"二字。如程氏《医学心悟》略云："……其在半表半里者，惟有和之一法焉，仲景用小柴胡汤加减是已。然有当和不和误人者，有不当和而和误人者，有当和而和……"如此将与大论中原有之"和"字，有何区别？是岂非成氏原始造词欠当所至欤？

又：拙作《重编本》曾拟定柴胡汤类方之治法曰"疏"，如需衍作二字时，则可曰"疏通"。盖柴胡汤证一般之病理为淋巴液回流之阻滞，实最有"疏通"之必要故也。若欲言邪正分争，则疏通调度，而致和平，于义亦合。大论中原无"疏"字。《素问·至真要大论》有"疏其血气·令其调达"句，可见"疏"字乃亦有所本；而其简明确切处，要胜于"和解"一词多多焉。

78/106　伤寒、中风，有柴胡证，但见一证便是，不必悉具。

【中西汇通】意指：往来寒热，胸胁苦满，嘿嘿不欲饮食，心烦喜呕四者，苟见其一，即可施用小柴胡汤，初不必四者悉具，乃可施用本汤也。诚以小柴胡汤主要之功能，要在疏通周身之淋巴系统，故有以上诸项症状者服之，可以愈病，即无此诸证者服之，亦可因淋巴系统之疏通，而获益匪浅。又况内有参草姜枣，悉属和中助正之上品乎？

【编者臆说】依拙作"《伤寒论》乃一部'中医形状学'说"，往来寒热，胸胁苦满，默默不欲食，心烦喜呕四者，皆属小柴胡汤形之一状，故"但见一证便是"者，质言之，即"但见一状便是"之意。安得集道合同志多人，共同研究，以达此"中医形状学"之奠基且创立之乎？东贤吉益东洞氏著《药徵》一书，脍炙人口，倘名之"药状"应更称合适乎？（请自加"疒"于"形""状"八个字面上）

79/107　凡柴胡汤证而下之，若柴胡证不罢者，复与柴胡汤：必蒸蒸而振，却复发热、汗出而解。

【名家注疏】山田集成："蒸蒸者，内热貌。蒸蒸而振者，热欲出而遏于外，则为振振寒也。凡病人已经数日之后，药能中于膏肓，则间有振寒发热而解者，岂惟下后为然哉？亦岂惟此柴胡一汤为然哉？"

【名家评论】陆氏今释："柴胡汤非汗剂，服汤而汗出病解，乃所谓瞑眩也。凡非汗剂而汗，非吐下剂而吐下者，为瞑眩。瞑眩、则病脱然而解。经验所及：柴胡汤之瞑眩，多作**战汗**；泻心汤之瞑眩，多为下利；诸乌附剂，多为吐水，其他则殊无定例。"

80/109　太阳病，过经十余日，反二三下之；后四五日、柴胡证仍在者：先与小柴胡汤。㈠」呕不止，心下急，郁郁微烦者——为未解也：与大柴胡汤（49），下之则愈。㈡」

【名家评论】柯氏来苏："汗出不解，蒸蒸发热者，是调胃承气汤证。汗出解后，心下痞硬下利者，是生姜泻心汤证。此心下痞硬，协热而利，表里不解，似桂枝人参证；然彼在妄下后而不呕，此则未经下而呕，则呕而发热者，小柴胡汤主之矣。然痞硬在心下而不在胁下，斯虚实补泻之所由分也。"

【用药释义】本方治少阳病而有里实者。用柴胡、生姜、半夏之辛以解表，以黄芩、芍药、枳实、大黄之苦而入里，并荡涤热滞。已见里实，恐其缓中留邪，故去人参、甘草。是两解表里法；与太阳病误下而腹满痛属实者，用桂枝加大黄汤两解之方义同。

☞战汗，是一种极关键之临床现象，医者与病者皆须知晓。请参阅《经方实验录》第97案之佐景按。亦可细读邹趾痕所著《圣方治验录》中有关医案和医话。

【多家认定】"过经"为古人术语之一。太阳病过经，犹言太阳病已罢，转属他经之谓。

81/110 伤寒、十三日，不解：胸胁满、而呕，日晡所、发潮热；已而微利。此本柴胡证，下之、而不得利；今反利者，知医以丸药下之——非其治也。潮热者，实也：先宜服小柴胡汤以解外；后以柴胡加硝汤（简）（50）主之。

【名家评论】成氏明理曰："潮热，若潮水之潮，其来不失其时也。一日一发者，指时而发者，谓之潮热；若日三五发者，即是发热，非潮热也。潮热属阳明，必于日晡所时发。阳明者胃，属土。应时，则旺于四时；应日，则旺于未申。邪去入于胃，而不复传，郁而为实热，随旺而潮，是以日晡所发潮热者，属阳明也。"

【名家注疏】山田集成："日晡所发潮热者，谓申时前后发热也。所字、属日晡。大陷胸条，日晡所小有潮热语，可以见矣。所、犹言前后也。"

82/113 伤寒、八九日，下之后，胸满烦惊，小便不利，谵语，一身尽重、不可转侧者：柴胡加龙牡汤（简）（51）主之。

【本条精义】张璐曰："此系少阳之里证，诸家注作心经病，误也。盖少阳有三禁，不可妄犯。虽八九日，过经下之，尚且邪气内犯，胃土受伤，肝木失荣。痰聚膈上，故胸满烦惊。惊者，胆不宁，非心虚也；小便不利，谵语者，胃中津液竭也；一身尽重者，邪气结聚痰饮于膈中，故令不可转侧。主以小柴胡，和解内外，逐饮通津，加龙骨牡蛎，以镇肝胆之惊。"

【方义究释】丹波元简曰："案汪琥云'是方也，表里齐走，补泻兼施，通涩并用，恐非仲景之旧，或系叔和采辑时，有差错者。若临是证而用是药，吾不敢也。何也？倘谓胸满谵语是实证，则当用大黄者，不当用人参，倘谓烦惊小便不利身重是虚证，则当用人参、大枣、茯苓、龙骨等药者，不当用大黄。况龙骨、牡蛎、铅丹，皆系重坠收涩阴毒之品，恐非小便不利所宜。'然是方奏效者不少。"

83/154 伤寒、六七日，发热，微恶寒，肢节烦疼，微呕，心下支结；外证未去者：**柴胡桂枝汤**（52）主之。

【方义究释】柯氏来苏："伤寒至六七日，正寒热当退时，反见发热恶寒证，此表证而兼心下支结之里证，表里未解也。然恶寒微，则发热亦微，但肢节烦疼，则一身骨节不烦疼，可知表证微，故取桂枝之半；内证微故取柴胡之半。此因内外俱虚，故以轻剂和解之也。"

【综合检讨】陆氏今释："大小结胸，俱挟水饮。痞硬支结，俱无水饮，纵有之，亦不为患也。痞因任人揉按，第不当痛耳。"

84/155 伤寒、五六日，已发汗，而复下之；胸胁满、微结，小便不利，渴而不呕，但头汗出，往来寒热，心烦者——此为未解也：**柴胡桂干汤**（简）（53）主之。

【名家评论】陆氏今释："柴胡桂枝干姜汤之证候，为胸部疼痛、干咳、肩背强痛、寒热往来。其病，古人谓之水饮。盖亦湿性胸膜炎，惟其硬痛不若大陷胸汤证之甚耳。本条所举殊与用法不合，盖后人因小柴胡方下之加减法，以意为之，山田氏并其方而删之，则不知其方确能取效故也。"

【汤方变化】汪琥曰："本汤即小柴胡汤加减方也。据原方加减法云：'胸中烦而不呕者，去半夏人参，加瓜蒌实；若渴者，去半夏；'兹者，心烦渴而不呕，故去人参半夏，加瓜蒌根四两。'若胁下痞硬，去大枣，加牡蛎；'兹者，胸胁满微结，即痞硬也，故去大枣，加牡蛎二两。'若心悸小便不利者，去黄芩加茯苓；'兹者，小便不利，心不悸而但烦，是为津液少而燥热，非水蓄也，故留黄芩，不加茯苓。又云：'若咳者，去人参、大枣、生姜，加五味子、干姜；'兹不因咳，而以干姜易生姜者，何也？盖干姜味辛而气热，其用有二：一以宽散胸胁之微结，一以热济黄芩、蒌根之苦寒，使阴阳和、寒热已焉。"

【承上启下】以上述柴胡汤类证迄，以下续述泻心汤类证，因本书认为泻心汤类证应在少阳病范围之内故也。

（未）泻心汤类证

85/162 心下痞，按之濡，其脉、关上浮者：大黄泻心汤（简）（54）主之。

【方名考释】本方原名"大黄黄连泻心汤"，今简称作"大黄泻心汤"，俾与其余四泻心汤同以一药之名名汤，可取同一风格，似较合度。初版重编本称此作"二黄泻心汤"，今特重订如上。

【多家认定】吴氏诠释："按《千金翼》注：'此方·必有黄芩'。林亿：'详大黄黄连泻心汤，诸本皆二味，后附附子泻心汤，用大黄、黄连、黄芩、附子，恐是前方中亦有黄芩，后但加附子也。故后云附子泻心汤，本云加附子也。'按《金匮·惊悸吐衄篇》之泻心汤，大黄二两，黄连黄芩各一两，以水三斗，煮取一升。本论泻心汤五方，其中四方俱有黄芩，参以《金匮》泻心汤，本方无黄芩，当属脱简，故订正。"

【煎服古法】本汤药原仅二味即大黄二两，黄连一两。附注云："上二味，以麻沸汤二升渍之，须臾，绞去滓，分温再服。"今既考得应有三味，宜加入黄芩同渍。后人称此曰"三黄泻心汤"。

【煎水研究】①汪琥曰："麻沸者，熟汤也。汤将熟时，其面沸泡如麻，以故云麻。痞病者，邪热聚于心下，不比结胸之大实大坚，故用沸汤，渍绞大黄黄连之汁温服，取其气味皆薄，则性缓恋膈，能泄心下痞热之气，此为邪热稍轻之证，大抵非虚热也。"②徐大椿曰："凡治下焦之补剂，当多煎以熟为主，治上焦之泻剂，当不煎以生为主，此亦治至高之热邪，故亦用生药。"又曰："此法之最奇者，不取煎而取泡，欲其轻扬清淡，以涤上焦之邪。"

【独家异见】柯氏来苏："本条之'濡'当作'硬'。'按之濡'下，当有'大便硬·而不恶寒·反恶热'句，故立此汤。观泻心汤治病，是攻补兼施，寒热并驰之剂。此则尽去温补，独任苦寒下泄之品，且用麻沸汤渍，绞浓汁而生用之，利于急下，如此而不言及热结当攻之诸证，谬矣！夫按之濡、为气结，是无形也，则不当下。且结胸证、其脉浮大者不可下，则心下痞而关上浮者，反可下乎？小结胸、按之痛者，尚不用大黄，何此比陷胸汤更峻？是必有当急下之证，比结胸更甚者，故制此峻攻之剂也。学者用古方治今病，如据此条脉证，下咽即死耳。勿以断简残文尊为圣经，而曲护其说，遗祸后人也。"

86/163　心下痞，而复恶寒，汗出者：附子泻心汤（55）**主之。**

【名家注疏】尤在泾曰："此证邪热有余，而正阳不足，设治邪而遗正，则恶寒益甚；或补阳而遗热，则痞满愈增，此方寒热补泻，并投互治，诚不得已之苦心。然使无法以制之，鲜不混而无功矣。方以麻沸汤渍寒药，别煮附子取汁，和合与服，则寒热异其气，生熟异其性，药虽同行，而功则各奏，乃先圣之妙法也。"

87/165　伤寒，汗出，解之后；胃中不和，心下痞硬，干噫食臭，胁下有水气，腹中雷鸣，下利者：生姜泻心汤（56）**主之。**

【方义究释】考作噫之因，由食物停滞于胃中，发酵分解而生气体，气体充满于胃中，则胃增大其容积，故令心下痞硬；气体出于食道，则为干噫食臭。腹中雷鸣，即证明肠内异常发酵，因此发酵故刺激肠管，使蠕动亢进，而作下利者。故本方证候，与今日之慢性胃炎等症状相同。生姜、干姜均辛性健胃剂，以宣泄水气，黄芩、黄连皆苦性健胃之品，能制发酵，涤热泄痞，半夏治呕逆，人参、大枣、甘草则培养中气，是矫味剂而兼强壮剂者。

【编者臆说】"痞者·取周易否卦之义""痞者·否也·为气否结也""痞·心下满也""痞·气隔不通也"，此中外医家对于痞之解说也。然其病所究何居欤？似未有人确定及之。编者则敢指明"病所"乃在"膜"或"黏膜间"。汤本氏曾指出柴胡汤证之癥结，系发于淋巴系统之肿胀硬结，乃据经验之事实，以推断病理而后得之者。我今以同样方法，推论得到泻心汤类证之病状，包括痞在内所发生之病所，乃即在体内各器官之"黏膜"间。黏膜之组成各有差异，一旦分泌失调，病状乃告多端，倘承高明同志续予演绎检讨，欣何如之？

【编者臆说】曾读多家伤寒医案，觉有关泻心汤类之案特少见，亦甚鲜解释本汤类证之病理者，若更查问泻心汤类属何项治法乎？则既非清与消；亦非吐与下；更非发汗与和解。嘻，直无名足以当之。倘喻之曰大论中之沙漠地区，凉非诳语。窃曾徘徊踟蹰于此神秘地区者多载，经幸获得南针，自认克辨南北。余之粗见，冒陈如次。泻心汤类证之病所实在诸黏膜间，前经指出之矣。黏膜分泌之亢进凝聚，是称曰湿，因分泌所引起之发炎，是称曰热，合之则曰湿热。泻心汤类方之君药为黄连，能杀灭菌毒而退热；臣药为半夏，能制止分泌以祛湿；加佐使之品，可令各适其份。于是分工合作之后，痞者消，结者散，痛者解，遂达愈病之鹄的。余乃拟定本治法之名曰"化"，衍之可曰"化净"，重申之，曰"化湿热·净黏膜"是已。试更与柴胡汤类之治法合称，适得"疏化"二字，恰顺义理。诚以柴胡汤证失治，淋巴疏通不利，方生湿热之拥挤，而需化净之正治。吁！是其仅雕虫小技？要屡曾获验于临床！夫如是，凡知一般下工，徒疑温凉何能合剂，不敢尊经旨以处方者，正当急辨南针，转趋大道也！

88/166　伤寒、中风，医反下之；其人下利、日数十行，水谷不化，腹中雷鸣，心下痞硬而满，干呕，心烦不得安。医见心下痞，谓病不尽；复下之，其痞益甚。此非结热（但以胃中虚·客气上逆·故使硬也）：**甘草泻心汤**（57）**主之。**

【本证病理】金鉴论注："毋论伤寒中风，表未解总不当下，医反下之，或成痞，或作痢。今其人以误下之故，下利日数十行，水谷不化，腹中雷鸣，是邪乘里虚而利也。心下痞而满，干呕心烦不得安，是邪陷胸虚而上逆也。似此痞利，表里兼病，法当用桂枝加人参汤两解之，医惟以心下痞，谓病不尽，复下之，其痞益甚。可见此证非热结，亦非寒结，乃乘误下中虚，而邪气上逆，阳陷阴凝之痞也，故用甘草泻心汤，以缓其急，而和其中也。"

【名家评论】陈平伯曰："心下痞，本非可下之实热，但以妄下胃虚，客热内陷，上逆心下耳。是以胃气愈虚，痞结愈甚。夫虚则宜补，故用甘温以补虚。客者宜除，必借苦寒以泄热。方中倍用甘草者，下利不止，完谷不化，此非禀九土之尊者，不能和胃而缓中。方名甘草泻心，可见泄热之品，得补中之力，其用始神也。"

89/157　伤寒、五六日，呕而发热，柴胡汤证具，而以他药下之；柴胡

证仍在者，复与柴胡汤——此虽已下之，不为逆——必蒸蒸而振，却发热汗出而解。㈠」若心下满、而硬痛者——此为结胸也：大陷胸汤主之。㈡」但满而不痛者——此为痞，柴胡不中与之：宜半夏泻心汤（58）。㈢」

【证方辨择】汤本求真曰："此条示柴胡剂（胸胁苦满证）大陷胸汤（结胸）半夏泻心汤（痞）三证之鉴别法。心下部膨满而硬，有自他觉的疼痛者，名结胸，大陷胸汤所主治也。但心下部膨满，无他觉的疼痛者，称痞。柴胡剂主治胸胁苦满，不主治心下满，非治痞适中之方，宜用半夏泻心汤。以上鉴别法，临床上甚紧要。更详论之，柴胡剂之胸胁苦满，不主心下；大柴胡汤证虽有心下急，必别有胸胁苦满；若结胸及痞，则与肋骨弓下无关系，可以区别。结胸证，心下部必膨满而硬，有自他觉的疼痛。痞证，心下部膨满，有自发痛，但不坚硬，且无压痛。是三者之别也。"

【证状详解】伤寒蕴要："凡心下满者，正在心之下，胃之上也。此自满，而非下之所致。若下早而致满者，此为痞气。凡心下痞，以手按之揉之，则乱而软者，此为虚气也。若按之汩汩有声而软者，此有停水也。若按之硬而有痛者，有宿食也。"

【煎服古法】卢氏讲义："诸泻心汤，去滓再煎，取药味浓缩化合。此以苦寒辛热各显其用，故以水一斗，煮取五升，轻煮不须再煎。而服法昼三夜二，是一昼夜连进五服。薄味频进，固为胃病服药之常例。所以然者，避免药力激刺反应，而又须药力相继续也。"

【中西汇通】卢氏讲义："胃机能可分为机械的，化学的。㈠胃之蠕动作用，㈡输送食物之能力，㈢幽门径之宽息：属于机械的。胃液盐酸之作用，属于化学的。胃之运动失其调整时，或化学成分之质量变化时，皆能使消化障碍，而为胃肠炎之原因。详三泻心汤之用药，皆以味为治；故其对象，当然在调整胃肠机能之障碍。惟此条证候不详具，自当参考诸家之用法。《千金方·心虚实门》云：泻心汤（即本方）治老少下利，水谷不消，肠中雷鸣，心下痞满，干呕不安。《三因方·心实热门》云：泻心汤（即本方去大枣）治心实热，心下痞满，身重，发热，干呕不安，腹中雷鸣，溲便不利，水谷不消，欲吐不吐，烦闷喘急……可见本方证，确为胃肠炎。《三因方》所云身重发热，亦即急性胃炎之一分症。其热因炎性吸收而起，非发汗解肌所能治也。"据此，本书认定：诸泻心汤证乃由各处黏膜间之湿热所引起，宜于"化净"法者，乃得充分明白之说明矣！

90/372　伤寒，本自寒下，医复吐、下之；寒格，更逆吐下；若食入口、即吐：干芩连参汤（简）（59）**主之。**

【名家评论】陆氏今释："此条寒下字，寒格更逆字皆不可解，必有伪夺。惟食入口即吐一句，为本方之证候。凡朝食暮吐者，责其胃寒；食入即吐者，责其胃热。胃热，故用芩连。本方证，胃虽热而肠则寒，故芩连与干姜并用。以其上热下寒，故入厥阴篇，然自来注家，皆不敢指本证为厥阴病，盖惟以乌梅丸为厥阴主方，本方得泻心之半，目为少阳方故也。惟小丹波谓厥阴亦适用本方云。"

【方义究释】柯氏来苏："伤寒吐下后，食入口即吐，此寒邪格热于上焦也。虽不痞硬（用人参当有痞硬），而病本于心（谓心下·实即胃），故用泻心之半，调其寒热，以至和平。去生姜半夏者，心下无水气也。不用甘草大枣者，呕不宜甘也。"

【独家异见】曹氏发微：主张订正原文"医复吐下之·寒格·更逆吐下"句作"医复吐下之·寒格·更逆吐"："伤寒本自寒下，此厥阴证之寒湿下利，同于太阴少阴之证也，于法当温。乃医以为协热利，循《内经》通因通用之例，而更以承气汤下之。于是肠胃虚寒，阻格膈上之阳气。夫胃气寒者，多病吐逆。伏寒在内，格阳于上，谓之寒格。寒结于肠胃，则十二指肠不能容胆汁之灌输，少阳上逆，必病呕吐，故有食入口即吐之变，则其证为胸中有热，肠胃有寒邪。然则医复吐下之，当云医复下之，即寒格更逆吐下，当云寒格当逆吐。前句吐字，后句下字，皆衍文耳。盖此证与太阳篇呕而腹痛之黄连汤证略同，故干姜黄连黄芩人参汤方治，亦与黄连汤相似。所不同者，彼方多甘草、桂枝、半夏、大枣，而无黄芩耳。按《金匮》下利脉滑者，当有所去，大承气汤主之。是知热利原有当用下法者，医乃误寒利为热利而复下之耳。治法，无下利而使之吐者，故知吐字当衍也。太阳篇呕而腹痛，为上热下寒，其为寒格逆吐之证，与此正同，而方治之并用黄连干姜，亦与此同。故知寒格更逆吐，而下字当衍也。"

91/180　太阳与少阳合病，自下利者：与黄芩汤（60）。（一）」**若呕者，黄芩加姜夏汤**（简）（61）**主之。**（二）」

【方义究释】钱潢曰："黄芩撤其热，而以芍药敛其阴，甘草大枣，和中而缓其津液之下夺也。若呕者，是邪不下走而上逆，邪在胃口，胸中气逆而为呕也。故加半夏之辛滑，生姜之辛散，为蠲饮治呕之专剂也。"

【名家评论】陆氏今释："此条见证，惟下利与呕，方药亦但治胃肠，可知其病为急性胃肠炎赤利之类，虽或发热，其毒害性物质在胃肠而不在血，非发汗所能祛除，故不用解表之药。此本非伤寒六经之病，然本论既以六经标名，黄芩加半夏生姜汤，又即柴胡桂枝汤去柴胡人参桂枝，就其近似者而命之名，姑谓之太阳少阳合病耳。下利不谓之阳明太阴者，以阳明胃实，此则不实，太阴肠寒，此则不寒故也。呕不谓之少阳者，以少阳主胸胁，此则胸胁不满故也。盖六经名义，本由药证推测而得。急性热病，亦非六经所能概括。后人谓人身本有六经之气，百病不离乎六经，捕风捉影，徒令中医学多生荆棘而已！"

92/181　伤寒：胸中有热，胃中有邪气，腹中痛，欲呕吐者：黄连汤（62）**主之。**

【汤方变化】伤寒类方："黄连汤即半夏泻心汤去黄芩加桂枝。诸泻心之法，皆治心胃之间，寒热不调，全属里证。此方以黄芩易桂枝，去泻心之名，而曰黄连汤，乃表邪尚有一分未尽，胃中邪气，尚当外达，故加桂枝一味，以和表里，则意无不到矣。"

【方义究释】金鉴论注："君黄连以清胸中之热，臣干姜以温胃中之寒，半夏降逆，佐黄连呕吐可止，人参补中，佐干姜腹痛可除，桂枝所以安外，大枣所以培中也。然此汤寒温不一，甘苦并投，故必加甘草，协和诸药。此为阴阳相结，寒热并施之法也。"

【名家评论】柯氏来苏："此与泻心汤大同，而不名泻心者，以胸中素有之热，而非寒热相结于心下也，看其君臣更换处，大有分寸。"

93/169　伤寒，发汗，若吐，若下，解后；心下痞硬，噫气不除者：旋

覆代赭汤（63）主之。

【证状详解】汪琥曰"此噫气、比前生姜泻心汤之干呕不同，是虽噫而不至食臭，故知其为中气虚也，与旋覆代赭石汤，以补虚散痞。"

【证方辨择】楼全善曰："病解后，心中痞硬，噫气，若不下利者，此条旋覆代赭汤证也。若下利者，前条生姜泻心汤证也。"

【方义究释】周扬俊曰："旋覆花能治痰结，软痞，治噫气，代赭石治反胃，除五脏血脉中热，健脾，乃痞而噫气者用之，谁曰不宜？于是佐以生姜之辛，可以开结也；半夏，逐饮也；人参，补正也；甘草、大枣，益胃也。予每借之，以治反胃噫食，气逆不降者，靡不神效。"

【中西汇通】卢氏讲义："有一种名逆蠕动者，通常多起于十二指肠之下半部。其作用可将食糜重回之十二指肠之上半部，再行于消化液混合。惟因特别刺激，使逆蠕动作用非常亢进时，则肠内容物，将经幽门而逆行入胃，甚至冲开贲门，从食道，经口腔而吐出。寻常呕吐，有由反射作用而起者，有由炎性产物分解产物，刺激胃黏膜而起者，有因驱除有害物质而起者，非一定由逆蠕动作用所造成。而逆蠕动，却为呕吐之一因，则可断言。本方证之心下痞硬，当然为胃扩张。其噫气，似为逆蠕动所引起。故其全方之治效，似是平扶此逆蠕动作用，与调整消化机能。惟其不能驱除食毒，消散炎灶，此其所以异于瓜蒂，泻心诸方证也。"

【承上启下】以上述三阳病迄，应续述三阴病。但三阴病条文较少，无从分经缕析。容以四逆汤类证始，是属于温法者也。

（申）四逆汤类证

94/238 脉浮而迟，表热、里寒，下利清谷者：四逆汤（64）主之。

【方义究释】卢氏讲义："四逆者、四肢厥冷之谓。其原因为造温不足，心力衰弱，循环障碍。方名四逆，盖谓能治四肢厥冷也。厥愈则四肢复温，诸证自随之而愈。方中主药为附子，用以振起全体细胞之生活机能，且强壮心力，催进血行。伍以干姜，以温固肠胃。佐以甘草，缓其急迫。为温经复阳，强心复脉之要方。且附子药效，遍及全身。干姜药效，限于局部。二物合用，为一切沉寒痼冷，阴盛亡阳之证所必需。且姜附辛热雄烈，药性易发易过，必以甘草缓之济之，相需相成，斯能有利无弊，岂可视为末药裨佐哉？"

【章节编列】本节原在大论卷第五"辨阳明脉证并治第八"篇内，猪苓汤条之后，今乃编列于"四逆汤类证"首条，得毋引人诧异？试检"柯氏来苏"，本条同为"四逆汤类证"首条，乃堪告慰。又检"卢氏讲义"，得注解云："此少阴四逆汤证，不应列此。脉浮与表热相当，惟浮而迟，兼下利清谷，是里寒外热之候也。"得毋智者所见略同！

【名家评论】吴氏诠释："温者、温其中之谓。脏受寒袭，非温化不能去其寒。《内经》'寒者热之'，即其义蕴。伤寒之邪自表而入者，初时即行温散，则病自除。若不自表入，而直中阴经者，其证：恶寒厥冷，口鼻气冷，或冷汗自出，呕吐泻利，或腹中急痛，厥逆无脉，下利清谷；诸种寒证，法当温之。本论人参汤、附子汤，温药之缓者；四逆汤、白通汤，则温药之急者；通脉四逆汤、白通加猪胆汁汤，温药之最急者；至于桂枝加附子汤、当归四逆汤，则温药兼散寒邪者；吴茱萸汤，则温药兼行血滞者。凡用温药，贵得其当；虽三阴直中，温剂太过，亦能令寒退热生，初终异辙，不可不谨。"以简括之笔，叙复杂之证；令读者一目了然，委实难能可贵。

95/400 **恶寒，脉微，而复利；利止，亡血也：四逆加参汤**（简）(65)**主之。**

【药理研考】卢氏讲义："利止更加人参，其用有二：㈠人参含有补血糖素，有滋养强心之功，利后心脏机能未复，脉搏乃微，故用之以振起心脏机能之衰微，使心筋强盛，脉搏重振也。㈡自利时，体液消耗过甚，服四逆汤而利止，肠管之紧张挛缩虽得缓和，但饮食未进，营养未充，故用人参壮胃力，助消化。"

96/62 **下之后，复发汗；昼日烦躁、不得眠，夜而安静，不呕、不渴，无表证，脉沉微，身无大热者：干姜附子汤**(66)**主之。**

【方义究释】卢氏讲义："四逆汤，为少阴病主方。此方但取姜附，不用甘草，去滓顿服，力雄气锐，势专任重，为阴盛阳虚之首推。柯氏谓比之四逆为更峻是也。详此方证，当以烦躁，不渴，脉沉微为标准。烦躁发于昼日，夜而安静，自非腑实血热之比。不渴，显非阳盛。脉沉微，为心力衰弱，脉管壁失其弹力。脉证如此，姜附之用无所疑矣。"

97/318　少阴病：**身体痛，手足寒，骨节痛，脉沉者：附子汤**（67）**主之**

【方义究释】卢氏讲义："本方重用附子强心，催进循环。苓术助吸收。芍药柔组织。人参壮胃气，生津液。附子之燥，芍药和之。苓术之渗，人参补之。为强盛心脏，通利血脉，温经逐寒之首剂也。"

【药理研考】卢氏讲义："本方附子，王晋三、章虚谷、柯韵伯、陈蔚诸贤，均就生者释之。考本论百十三方，用附子者二十方。炮用者十二方，生用者八方，方后加减者三方。凡配干姜者生用，其证皆急。伍他药者炮用，其证皆缓。本方就主治言，附子当炮用无疑。且用生附子者以一枚为限，四逆、通脉、白通，诸方是也。用炮附者，少则一枚，真武、麻附诸方是也。多则三枚，桂枝附子、白术附子诸方是也。其用二枚者，为甘草附子汤，与此方而已。是以附子炮用，可二三枚。生用，无过一枚者。此方特以附子名汤，是所重在附，少用必不效，若用数分至钱许，只可装点门面，无裨实效也。又《千金》，于本方加桂心甘草，治湿痹缓风，身体疼痛如欲折，肉如锥刺刀割。足见其温经逐寒之力，为至伟也。"

98/329　少阴病、二三日，不已、至四五日，**腹痛，小便不利，四肢沉重疼痛，自下利者——此为有水气——其人或咳，或小便利，或下利，或呕者：真武汤**（68）**主之。**

【方名考释】真武汤原名玄武汤，宋版改今名，以避宣祖讳。今则延用日久，已成惯例矣。

【名家注疏】柯氏来苏："有水气，是立真武之本意，小便不利是病根。腹病下利，四肢沉重疼痛，皆水气为患，因小便不利所致。法当壮元阳消阴翳，逐留垢以清水气，故立此汤为治。末句语意，直接有水气句来，末后三项，是真武加减证，不是主证。若虽有水气而不属少阴，不得以真武主之也。"

【本证病理】卢氏讲义："有水气，其人必小便不利。以肾脏泌尿障碍，体中水气不得排泄，浸润组织间，产生之老废物，激刺知觉神经，或因知觉过敏而感疼痛，或因知觉麻痹而感沉重，或因水分浸渍肠管而起弛缓性下利。故小便不利，其人腹痛四肢沉重疼痛自下利者，即为水气之征。若有阳虚脉证时，是本方的证也。"

【证方辨择】金鉴论注："论中心下有水气，发热有汗，烦渴引饮，小便不利者，属太阳中风，五苓散证也。发热无汗，干呕不渴，小便不利者，属太阳伤寒，小青龙汤证也。今少阴病二三日不已，至四五日，腹痛下利，阴寒深矣；设小便利，是纯寒而无水，乃附子汤证也；今小便不利，或咳或呕，此为阴寒兼有水气之证。故水寒之气，外攻于表，则四肢沉重疼痛，内盛于里，则腹痛自利也。水气停于上焦胸肺，则喘咳而不能卧；停于中焦胃腑，则呕而或下利；停于下焦膀胱，则小便不利，而或少腹满：种种病证，总不外乎阴寒之水。而不用五苓者，以非表热之饮也；不用小青龙者，以非表寒之饮也；故惟主以真武汤温寒以制水也。"

99/70　发汗，若下之，病仍不解，烦躁者：**茯苓四逆汤**（69）主之。

【方义究释】①成氏明理："四逆汤以补阳，加茯苓人参以益阴。"②柯氏来苏："先汗后下，于法为顺。而表仍不解，是妄下亡阴；阴阳俱虚，而烦躁也。故制茯苓四逆，固阴以收阳。先下后汗，于法为逆，而表证反解，内不呕渴，似于阴阳自和，而实妄汗亡阳。所以虚阳扰于阴分，昼则烦躁也，故专用干姜与附子固阳以配阴。二方皆从四逆加减，而有救阳救阴之异。此比四逆为缓，固里宜缓也。姜附者，阳中之阳也，用生附而去甘草，则势力更猛，比四逆为峻，回阳当急。一去甘草，一加茯苓，而缓急自别；加减之妙，见用方之神乎？"

【汤方变化】卢氏讲义："本方即四逆汤加茯苓人参，端不出四逆主治范围。茯苓淡渗利水，人参扶元复脉，生附子温经回阳，甘草缓急迫，干姜温固肠胃，惟重用茯苓为君，其异于白通通脉者，必有奥窍……茯苓惟渗湿利痰之主药，又能敛抑外越之水气，转而下注，不使作汗透出，兼为止汗之要药。以是考之本方，重用茯苓，当有大汗出，心动悸而烦躁证。用人参，当有利止亡血，脉不出证。故凡四肢厥逆，下利清谷，呕吐大汗，脉沉微者，四逆汤证也。脉不出，四逆加人参汤证也。兼动悸烦躁者，茯苓四逆汤证也。"

100/330　少阴病：下利清谷，里寒、外热，手足厥逆，脉微欲绝，身反不恶寒；其人面色赤，或腹痛，或干呕，或咽痛，或利止，脉不出者：通脉四逆汤（70）主之。

【药理研考】卢氏讲义："白通、四逆、通脉诸方之用姜附，以此方为最重，四逆汤方下云：强人可大附子一枚，干姜三两。此用大附子一枚，干姜三两至四两，分温再服，急病峻药，非此不济。寻常之生附子，每枚重量不及一两，惟其顶大者，可逾二两外。此用大者一枚，力量不轻。一斤之生附子，去皮切片，浸洗炮制后，只得三两强。焙干者，仅足三两。是炮者干者，只得生时量四分之一而弱。诚然，此方当用生附子。若用炮者，亦当以比例申算。况炮者性效远不如生者乎？"

【名家评论】章太炎曰："通脉四逆汤，大附子一个，即今川附子，干者可重七八钱。干姜三两，甘草二两，以孔继涵《同度记》质之，古一两，当今法码二钱有奇，大致可以四分之一约之，则干姜七钱五分有奇，甘草五钱，分温再服，则一服得全剂之半。若随意轻量，比例错乱，亦不足以著效也。"

101/405　吐下已断，汗出而厥，四肢拘急不解，脉微欲绝者：通脉四逆加胆汤（简）（71）主之。

【独特经验】陈修园《医学实在易》："霍乱亡阳证必以生附干姜直追使还，不可用人参微苦多液，反缓姜附之力。通脉四逆加猪胆汁汤，起手不可加猪胆汁，半日接连服至四五剂，厥冷稍瘥，惟手足之挛急已甚，始加胆汁以救其津液，或加人参人尿以助之，堪云神剂。若厥回利止，微汗续续未止者，是阳回无阴以济之，恐阳不久复脱，宜于前方加人参甘草，或人尿猪胆汁之类，救阴以固其阳。或利止气逆于上，呕哕复作，呃逆不止，宜橘皮竹茹汤加麦冬，旋覆代赭石汤之类，高者抑之。或火格于上，汤水入口即吐，宜干姜黄芩黄连人参汤，大辛大苦以开之降之。若身热口渴思水，宜竹叶石膏汤滋补之。"

【独特经验】卢氏讲义："英文教师刘先生之长公子，已婚，患气管支性喘息症，不时举发，然饮食工作如常，亦不复措意。最后一次，其发较剧，因就医诊治，为注射'麻黄精'一安瓿，遂大汗不止。遍试诸止汗药，均无效。前后三日竟死。当病剧时，延伤寒名家陈伯坛诊，以其大汗厥冷，亡阳在即，拟大剂四逆汤。黎端宸前辈，以其舌赤烦渴，订犀角地黄汤。病家以二方绝对相反，皆置不服。当是时，岁聿云暮，医院延往例暂停赠医工作。余亦以诊务稍暇，请假携内子往广州，转原籍旅行未返，故未及一视其脉证，深引为憾。其后刘先生详言其经过情形，并出示各方，嘱为批评。余以未经诊视，谢不敏焉。然死者因注射'麻黄精'致脱汗亡阳，则为众口一致之论，是副作用为害烈也。"编者按：伤寒名家陈伯坛氏著有《读过伤寒论》（民国十九年出版，今惟吴海峰氏藏有此书），治病善用大剂，声名籍甚。黎端宸前辈亦当是医坛名手。奈临诊同一重证，二方竟犹如参商。是实吾中医学应加深切研究之处。吾道健者惠函解答，盼感甚焉。因本案与本条方略有类似关连，特附引之。

102/364 手足厥寒，脉细欲绝者：当归四逆汤（72）主之。

【名家评论】章氏猝病新论："本论厥阴篇中，明标伤寒者，二十余事。然厥热有多少之殊，方剂有温凉之异，则知所谓伤寒者，乃是广义。或为真伤寒，或为温热，视脉证而定也。当归四逆汤证，则伤寒也。方中取桂枝汤去生姜，倍大枣，加细辛。细辛辛温，乃甚于生姜，斯何取焉？论曰：厥者，阴阳气不相顺接也，便为厥也。人身血脉，自大动脉出，自大静脉入，心为之枢，势如转规。独腹部静脉有门脉者，纳脾胃大小肠动脉之血，以转枢于大静脉。而门脉之大静脉间，中隔肝脏，势非直达。故《素问》说厥阴，曰两阴交尽，曰阴之绝阳。以是厥阴为病，则阴阳气不相顺接尤易。细辛经通上下，与生姜横散者功用大殊，故与当归同任，为顺接两脉设也。至内有久寒者，仍加生姜吴茱萸以温之。然终不用附子者，肝居静脉接续之交，职在藏血，非若心主百脉，用在弹血者，无取附子以鼓舞之也。"

【本证病理】卢氏讲义："当归四逆汤，治血虚而厥，因营养不充，血温不达四末而手足寒。此在常人亦有之，如贫血衰弱之病人，每当气候寒冷时，四肢常苦厥冷。以其体虚血少，抵抗微弱，不胜气候之寒冷也。若病而手足厥寒，脉细欲绝，无心脏衰弱，循环障碍等证，俱非少阴病也。姜附四逆汤证，曰脉微欲绝；此曰脉细欲绝：是微与细异。一为心脏衰弱，收缩不全，脉管弹力消失，全身动脉成贫血状态（此时血液集于静脉管中·形成静脉性充血或郁血·其循环于全体之血量·为之锐减）。故桡骨动脉虽能应指，然脉波不显，不耐寻按。其甚者，指下如轻尘薄雾，依稀有无，是谓之微。一为营养不充，血少，脉管狭窄，面积缩小，按之无力，而指下显然，是谓之细。故姜附四逆汤，为强心复脉剂。当归四逆汤，可视为血液营养剂与血管兴奋剂。心脏与血管，虽同属循环系，其变化影响，自有轻重，在习知六经证治者，不难明辨之也。"

103/365 若其人内有久寒者：宜当归四逆加姜萸（简）（73）汤。

【药理研考】卢氏讲义："当归四逆加姜萸汤方当用木通。其成分含有一种钾盐，对于血液之渗透压，可起相当变化，故有利尿效果。其成分经胃腑排泄，甚为迅速；寻常用量，决不致发生蓄积中毒现象。本方用当归，增加血液之氧化作用；桂枝芍药活血；细辛去痹；通草利水；甘草缓急；重用大枣至二十五枚，取其含有营养价之糖质及黏液质，与诸药和合，滋养血液，增加血中氧化作用，强化细胞之繁殖作用。故本方为血液营养剂与血管兴奋剂也。"

104/327 少阴病，下利：白通汤（74）主之。

【东医读论】山田集成："凡三阴病，寒邪纵肆，阳气为是所郁闭，下利清谷者，四逆汤所主也。其剧者，白通加猪胆汁汤所主也。寒邪大盛，阳气虚脱，下利清谷者，四逆汤所主也。其剧者，通脉四逆汤所主也。若夫真武汤，则有水气而下利者乃用之。白通之用葱白，加猪胆，而不取甘草，岂非为闭之故乎？四逆之一主扶阳，岂非为脱之故乎？真武之用苓术，岂非为水之故乎？"

【本证病理】卢氏讲义："少阴病下利，必见阳虚里寒脉证。白通汤即干姜附子汤加葱白，亦即四逆汤以葱白易甘草，期间去取，自有分际。白通、四逆，均用干姜配生附以回阳，对象当然为虚。用葱白者，法取通阳。故白通汤证者，其人粘汗出，恶寒倦卧而时显假热。或四肢厥冷而面赤头痛。或下利清谷，而间腹痛干呕，此则阳虚之中，而兼局部壅结之象。故不用甘草之缓急，而易葱白之辛通。贵人制方选药，一味不苟如此。"

又："山田氏，以白通为人尿之别称，此方以人尿为主，故云白通汤。方、程诸氏，谓以用葱白而曰白通者，通其阳而阴自消也。今考白通汤原无人尿，白通加猪胆汁汤则有之。渊雷先生曰：白通用人尿者，惟山田浅田二人。且加猪胆汁汤方后云：若无胆亦可用。则彼方但加人尿，知此方本无人尿也。由是言之，白通汤方无人尿，其名白通，当以方、程之说为近。"

105/328 少阴病，下利，脉微者：与白通汤。㈠」利不止，厥逆，无脉，干呕，烦者：白通加胆汤（简）（75）主之。㈡」服汤：脉、暴出者死；微续者生。㈢」

【本证病理】卢氏讲义："少阴病，下利脉微自属姜附所主。利不止，四肢厥逆，脉且无有，更须急进姜附。惟干呕而烦，姜附将格而不入，自须反佐以取之。呕，因胃筋肉神经之挛急反射，以胃中无物，但作干呕。烦，由于中脘痞塞而心窝苦闷。故以白通汤，加人尿之咸寒，猪胆汁之苦寒，以身体衍化之物，和药内服，同气相求，易与病机相入，此正用药之妙也。心脏麻痹，脉搏歇止，服药后，细胞机能以渐而复，心脏搏动以渐而强，血流复通，脉续应指。既而下利渐止，厥逆渐回者，生机也。若徒以药力之鼓舞，使心脏起最后之反应，为暂时之张缩，脉暴出而不整者，兴奋一时，过后难继，不旋踵厥冷脉绝而死矣。盖脉微续，为机能渐而复。脉暴出，为药力之激刺反应（今之注射强心药者·脉暴出而无绪·每多反促其死·即此故也）。同一方法，而预后不同者，因体力告匮，无所凭藉；药力过而不留，难以后继，故脉暴出者死也。诸急性传染病发生急性心脏麻痹者，所谓亡阳厥脱之后，自须以姜附为先驱。若在杂病，或慢性心脏衰弱者，则应用姜附之场合甚少，不可一概论也。"

【承上启下】以上述四逆汤类证迄，容续述属于补法之甘草汤类证，即以甘草汤开端。

（酉）甘草汤类证

106/324 少阴病、二三日，咽痛者：可与甘草汤（76）；㈠」不瘥者：与桔梗汤（77）。㈡」

【东医考据】丹波氏曰："单味甘草汤，功用颇多。《玉函经》，治小儿撮口发噤，用生甘草二钱半，水一盏，取六分，温服。令吐涎后，以乳汁点儿口中。《千金方》，治肺痿涎唾多，心中温温液液者。又凡服汤，呕逆不入腹者，先以甘草三两，水三升，煮取二升服之，得吐，但服之，不吐益佳。消息定，然后服诸汤，即流利更不吐也。此类不遑枚举也。"

【他书引证】①《肘后方》，喉痹傅用神效方：桔梗，甘草炙（常生用）各一两，上二味，切。以水一升，煮取服、即消，有脓即出。②《圣惠方》，治喉痹肿痛，饮食不下，宜服此方：桔梗一两，去芦头，甘草一两，生用：下件药都剉，以水两大盏，煎至一大盏，去滓，分为两服。服后有脓出即消。③《和剂局方》，如圣汤（即本方）：治风热毒气上攻咽喉，咽痛喉痹，肿塞妨闷，及肺痈咳嗽，咯唾脓血，胸满振寒，咽干不渴，时出浊沫，气息腥臭，久久吐脓，状如米粥，又治伤寒咽痛。④《医垒元戎》，仲景甘桔汤例，仁宗御名如圣汤，治少阴咽痛：炙甘草一两，桔梗二两，粗末，水煎，加生姜煎亦可。一法加诃子皮二钱，煎去渣饮清，名诃子散，治失音无声。

【药理研考】卢氏讲义："甘草治咽痛，是缓解组织之效。夫喉痹肿痛，喉管狭窄、舌卒肿起、满口塞喉，其急迫挛结，可谓至矣。而甘草能缓之解之，此正其缓和黏滑之特性，有以使之也。至于涎浊恶液，壅结不得去，或形成义膜，凝固表面时，更当辅以桔梗，以收溶解排除之效。故服甘草汤，不瘥者，更与桔梗汤也。桔梗汤，桔梗一两，约当今三钱，甘草倍之，分温再服，是一剂二服法。服后亢进黏膜之分泌，使痰块稀释，容易排出。故甘草治急迫，桔梗排除污液，或分用或合用，以治局部咽喉炎，可谓恰当之对证方也。又，本论用甘草皆炙用，惟此二方生用，须当识之。"

107/65 发汗过多：其人叉手自冒心，心下悸，欲得按者：桂枝甘草汤（78）主之。

【本证病理】卢氏讲义："心下悸，即心动亢进也。叉手自冒心，欲得按者为里虚，欲按之处即内压低而中虚之处。以手按冒之者，欲减少中虚之面积，使组织相附着，增加局部内压，以催进血行也。此条发汗过多，心下悸，欲得按者，即神经虚弱之官能病变也。"

【名家注疏】柯氏来苏："此为补心之峻剂，发汗过多，则心液虚。心气馁，故心下悸。叉手冒心，则外有所卫。得按，则内有所依。如此不堪之状，望之而知其虚矣。桂枝本营份药，得麻黄生姜，则令营气外发而为汗，从辛也；得芍药，则收敛营气而止汗，从酸也；得甘草，则内补营气而养血，从甘也。此方用桂枝为君，独任甘草为佐，以补心阳，则出汗多者，不至于亡阳矣。甘温相得，气和而悸自平，与心中烦而悸，心下有水气而悸者迥别。"

108/30　伤寒：脉浮，自汗出，小便数，心烦，微恶寒，脚挛急：反与桂枝汤——欲攻其表——此误也！㈠」得之：便厥，咽中干，烦躁、吐逆者：作甘草干姜汤（79）与之——以复其阳。㈡」若厥愈足温者：更作芍药甘草汤（80）与之——其脚即伸。㈢」若胃气不和、谵语者：少与调胃承气汤。㈣」若重发汗，复加烧针者：四逆汤主之。㈤」

【方证究释】卢氏讲义："甘草干姜汤方即四逆汤去附子。温中散寒，药效显于肠胃，作用遍于全体。不用附子者，以无心脏衰弱、循环障碍之证候也。然其适用用途，不当限于本条所云。生姜干姜当是一类二物。生姜为种姜之嫩者，干姜为母姜之老根。本方证咽干吐逆，为消化器病。肢厥烦躁，为神经系血行器病。而其原因，为机能衰弱，细胞生活力衰弱者。故赖干姜以振奋之，重用甘草之营养和缓者，以相济成功也。"

又："芍药甘草汤证治厥愈足温，脚挛急，以芍药能安抚神经之紧张，缓解筋肉之痉挛，佐以甘草，使局部血管扩张，血流旺盛而挛急自已也。本方不单治脚挛急，亦治脚软弱，麻痹，不能步履。盖筋肉神经之过度紧张能缓解之，而于软弱麻痹者，因其能扩张血管，旺盛血行，使病部能多吸收动脉血（动脉血富营养，静脉血无之），以改善其营养。凡末梢性之痉挛麻痹，多由于局部血行障碍；本方既能已痉挛，利血行，化静脉血为动脉血，故挛急者和，而软弱者起也。"

【本录参阅】中卷"芍药甘草汤证"二案。

109/184风湿相搏：骨节烦疼掣痛、不得屈伸、近之则痛剧，汗出，短气，小便不利，恶风、不欲去衣，或身微肿者：甘草附子汤（81）主之。

【本证病理】卢氏讲义："凡关节炎者，其表面软骨膜必肿胀而起剧痛，故曰骨节烦痛。关节所以便屈伸运动者也，既已剧痛，故不得屈伸。凡剧痛处，知觉必过敏，故手不可近，触之则痛加甚。故曰：近之则痛剧。汗出为病汗，非解病之汗。其汗出，因肾脏排泄障碍，小便不利，皮肤代偿作用增进之故。短气，谓呼吸浅表而短促，因剧痛之故，是亦肾脏泌尿障碍之本证也。恶风至于不欲去衣，又不发热，其为阳虚显然。身为肿，当为关节部之隆起者而言，乍视之下，亦类似浮肿。此亦临床之常见者。"

【条文关连】按本条甘草附子汤文，与前第32条桂枝附子汤、白术附子汤文，在大论原文中，前后连续，且同曰风湿相搏，故可与共同研读。

110/69　发汗，病未解，反恶寒者——虚故也：芍药甘草附子汤（82）主之。

【名家评论】钱潢曰："既云发汗病不解，安知非邪未尽乎？曰：若伤寒汗出不解，则当有头痛发热脉浮紧之辨矣；而仲景非为不言发热，且毫不更用解表，而毅然断之，曰虚故也；则知所谓虚者阳气也，其脉必微弱，或虚大虚数，而见汗出但恶寒之证，如附子泻心汤证，及用桂枝加附子汤，桂枝去芍药加附子汤之类，故曰虚故也，而以芍药甘草附子汤主之。"

【独家异见】柯氏来苏："案少阴亡阳证，未曾立方，本方恰与此证相合，芍药止汗，收肌表之余津，甘草和中，除咽痛而止吐利，附子固少阴，而招失散之阳，温经络而缓脉中之紧，此又仲景隐而未发之旨欤？"

111/369　伤寒，厥、而心下悸者：宜先治水——当服茯苓甘草汤（83）——却治其厥。不尔：水渍入胃，必作利也。

【本证病理】卢氏讲义："此言病轻厥微，其人小便不利，心下悸，有水气者，当先与茯苓甘草汤。水去悸平，乃治其厥。凡心下悸有水气者，必小便不利。此条不言，省文耳。若不先去水，水渍入肠必作利。此由于组织蓄水，肠管起代偿性下利故也。然治水利尿之剂，不止一茯苓甘草汤。若厥逆恶寒甚者，虽有水气，仍属真武术附之治，更非茯苓甘草汤所得而与也。"

【独家异见】曹氏发微：主张订正原文"茯苓甘草汤"句作"桂枝甘草汤"："凡水气在肠上者，宜散之，此即《金匮》水在腰以上当发其汗之义也。厥阴证而心下悸，此时水在膈间，阻塞中脘，阳气不得外达于四肢。水气在上焦者，不当参用下焦药，故太阳篇心下有水气已成留饮者，则为小青龙汤证，此即散之之义也。其有发汗过多，阳气上盛，吸水气上冲而心下悸者，此为桂枝甘草汤证。桂枝以助阳气，使之散入肌理而外泄。甘草和中而健脾，能助桂枝外散之力。此即桂枝汤发肌理之汗用甘草之义也。又能止上凌之水气以定心悸，此即脉结代、心动悸用炙甘草汤之义也。然则《厥阴篇》之厥而心下悸者，与太阳发汗过多，水气凌心者，同为上焦之证。水在上焦，不当用利水之茯苓。然则恐其渍入胃作利，而先治其水，亦当用桂枝甘草汤。此云当服茯苓甘草汤，则传写之误也。师云却治其厥，不出方治，盖即白通四逆诸方可知，使学者于言外领取之。"

112/66　发汗后——其人脐下悸者——欲作奔豚：苓桂甘枣汤（简）（84）主之。

【方义究释】卢氏讲义："茯苓味甘淡，性渗泄，能使肾脏分泌机能亢进，为利尿之专药。理中丸方下云：悸者加茯苓。是茯苓不独利小便，凡悸而小便不利，其专治也。桂枝能强壮神经，温通血行。本方重用茯苓，主因在利尿。用桂枝，即取其和营通阳利水下气之力。甘草缓其急迫，大枣舒其拘挛，大意如此。即药可以知证，本方证当为小便不利，小腹挛急，脐下悸，欲上逆者。汤本氏以本方治发作性失神证。其症发作时，颇类奔豚。"

【煎水研究】甘澜水，即劳水。《灵枢·邪客篇》，半夏汤，以流水千里以外者八升，扬之万遍，取其清五升用之，是其滥觞也。张子和曰："前有患小便闭者，众工不能治。令取长川急流之水煎前药，一饮立溲，则水可不择乎？"

113/68　伤寒，若吐，若下后；心下逆满，气上冲胸；起、则头眩，脉

沉紧；发汗、则动经，身为振振摇者：**苓桂术甘汤**（简）（85）主之。

【汤方变化】卢氏讲义："此方与茯苓桂枝甘草大枣汤，均为强壮性利尿剂，能排除身体各部过剩之水毒（痰饮水气）。故因局部血行障碍，体液渗漏浸润而不能吸收、排泄，变生诸证时，皆可用之。其方药之组合：茯苓利水，桂枝行血，白术促进组织吸收。苓术合用，使组织中水分，回归循环系，从皮肤肾膀而排泄。盖水分必先吸收，乃能排泄。甘草缓急迫，桂草合用，共成降卫气，平动悸之功。其与茯苓桂枝甘草大枣汤，出入只差白术大枣。故降卫利水，虽二方所同，惟病位一在心下，一在脐下。在心下者，头眩逆满上冲。在脐下者，动悸欲作奔豚。此其大别也。"

114/67　发汗后，腹胀满者：**厚朴姜夏甘参汤**（简）（86）主之。

【方义究释】卢氏讲义："此为调整消化器病之方。厚朴、为健胃整肠药。能刺激胃黏膜，增加胃分泌，促进肠管营养素之吸收，具有制酵泄满等作用。生姜，为辛辣健胃药，且含有一定之挥发油，具特有之芳香风味，能促进肠胃分泌与蠕动，助食物之消化。半夏，降逆气。甘草，缓急迫。人参，壮胃力。就药效详之，为制酵泄满强胃之专方。以药量推之，其制酵泄满之功，远胜于强胃之力。方中人参，虽云强胃，其实少藉参力以助成制酵泄满之专功耳。陶节庵之黄龙汤，吴又可之承气汤，加人参，皆藉人参以行药势，殊非补益之谓。特以药性气味言之，为苦辛甘温合剂，自非苦寒攻泄之比，是知本方证，为介于虚实之间者。"

115/105　伤寒：阳脉涩，阴脉弦，法当腹中急痛者：**先与小建中汤**（87）。㈠」**不瘥者，小柴胡汤主之。**㈡」

【东医考据】山田集成："阳脉以下八字，叔和所搀。何者？脉分阴阳，非仲景氏所拘。法当二字，亦是叔和家言，仲景氏之所不言也。按伤寒二字，承前条，亦指少阳病也。急痛者，拘急而痛也，其证多属虚寒，如《金匮》所载，虚劳里急腹中痛，主小建中汤，可见矣。"

【名家评论】柯氏来苏："仲景有一证用二方者，如用麻黄汤汗解，半日复烦，用桂枝汤更汗（第142条）同法。然皆设法御病，非必然也。先麻黄，后桂枝，是从外之内法。先建中，继柴胡，是从内之外法（参见第144条）。"

【本录参阅】中卷"小建中汤证"二案。

116/186　伤寒：脉结代、心动悸：炙甘草汤（88）主之。

【中西汇通】卢氏讲义："此条脉结代，心动悸之内在真相，非借助检脉器，及西法诊断，颇难确知。惟事实上，心脏机能异常复杂，其病理变化，亦非有一定整然之界限（心脏瓣膜病·心筋炎等·有时难于鉴别）者。在吾侪立场言之，心动悸之原因，亦有多方面：如桂枝甘草汤、小建中汤、小柴胡汤、四逆散、茯苓桂枝白术甘草汤、茯苓桂枝甘草大枣汤、茯苓甘草汤、真武汤、五苓散等方证，皆有悸动证，惟心悸动而脉结代，当知其病变为心脏之自身。若更兼贫血，神经衰弱，营养不良，机能障碍，则可确知为本方证矣。"

【药理研考】卢氏讲义："地黄为玄参科多年生草本，入药用其块状根。生时皮作浅紫色，内部黄色。晒干时即变黑色为干地黄。其成分含有铁质、糖质等。故有滋养补血之特效。蒸熟用之尤然。张景岳尚论熟地，称详析，虽少有不实处，而大致可从。惟生用性寒，只宜于血热之体。古人但用生者干者入药，后人制为熟地黄，实为药物学进步之一事。此方重用至一斤，虽分三服，仍属重量。然贫血衰弱者，非重用不为功，而药性纯良，亦非重用不能取效。近贤张寿甫衷中参西，屡重用熟地黄以愈危证，此其经验心得，信而有征矣。麦冬，属百合科，为山野自生之常绿草，入药用其连珠根。含有大量黏质、糖分。补胃阴，滋津液，为滋养性之清凉药，尤以用于肺脏诸消耗性热病为宜。阿胶，取阿井之水，煎黑驴生皮而成。真者绝无腥气，味略咸而稍带甘。溶化后，汁呈黑褐色，甚黏腻。其成分为大量之胶质，及少许之脂肪。《本经》，主腰腹痛，安胎。《别录》，主丈夫小腹痛，虚劳羸瘦，阴气不足，脚酸不能久立，养肝气。是皆滋养之效也。本方地黄、麦冬、阿胶并用，补血滋养之功独胜；合麻仁润燥，人参补气，桂枝通阳，生姜和胃，重用大枣、甘草，和缓滋养者以成方。是浓厚之质，参温通之用，对于贫血衰弱之病人，实为补血强壮剂之首选也。"

【本录参阅】中卷"炙甘草汤证"三案。廿十年前，用本汤重剂治愈一乡妇卧床数年面㿠白之贫血症。

【名家评论】柯氏来苏："仲景凡于不足之脉，阴弱者用芍药以益阴，阳虚者用桂枝以通阳，甚者加人参以生脉，此以中虚、脉结代，以生地黄为君，麦冬为臣，峻补真阴者。然地黄、麦冬，味虽甘缓，而气则寒，非发陈蕃秀之品。必得人参、桂枝，以通阳脉，生姜、大枣，以和营卫，阿胶补血，甘草之缓，不使速下，清酒之猛，捷于上行，内外调和，悸可宁而脉可复矣。酒七升，水八升，只取三升者，久煮之则气不峻，此虚家用酒之法。且知地黄、麦冬，得酒则良。此证当用酸枣仁，肺痿用麻子仁可也。如无真阿胶，以龟板胶代之。"

【中西汇通】卢氏讲义："脉结代，心悸动，杂病见之，不专属伤寒，然亦有并发之者。心动悸，即心悸亢进。脉结代，依旧说，迟脉有间歇者曰结；歇止有定数者曰代。在新说，统称之曰不调脉。要知脉动根于心动，故心病与脉搏，有直接之关系。①凡心筋实质炎，或心脏张缩失其秩序，即起不调脉。②僧帽瓣膜狭窄，左房之血不易入左室，以致动脉系内血量减少，故脉搏小而软，且不整。③迷走神经被激刺，不但抑制心动，且使心脏张缩不整，故迟脉外，更起不调脉。④心内膜炎，肠胃病之起不调脉者，因激刺发射于迷走神经，致心动不整。⑤烟草，咖啡，毛地黄中毒，尿中毒，肠窒扶斯，白喉等之起不调脉者，半为迷走神经麻痹，半为心筋变性。⑥劳脑焦思者，运动剧烈者，贫血，营养液过分消耗者，神经衰弱者，皆易起不调脉。⑦此外心筋无变化，亦起不调脉，如心脏过劳，室壁急扩张，及急性热病之恢复期，屡起不调脉是也。"

【编者臆说】大论中有"补法"，却无"补"字；若因其无"补"字，遂为其无"补法"，误也。张介宾先生曰："有曰《伤寒论》无补法，惑乱人心，莫此为甚。独不观仲景立三百九十七法，而脉之虚寒者一百有余；定一百一十三方，用人参者三十，用桂附者五十有余。以下有如东垣、丹溪、陶节庵辈所用补中益气、回阳返本、温经益元等汤，未尝不用补也，孰谓伤寒无补法？……今人之患夹虚伤寒者，十尝六七，传诵《伤寒论》无补法者，十之八九。虚而不补，且复攻之，余目睹其受害者，盖不可胜纪矣。"本录上卷（第26页）桂枝汤案云："故仲圣以本汤为温补主方，加桂即治逆气冲心，加附子即治遂漏不止，加龙骨、牡蛎即治盗汗失精，加白芍、饴糖即治腹中痛，加人参、生姜、芍药即治发汗后身疼痛，更加黄芪、当归即泛治虚劳，去白芍加生地、麦冬、阿胶、人参、麻仁，即治脉结代、心动悸，无一非大补之方。综计《伤寒论》中，共113方，由桂枝汤加减者乃占20余方。然则仲圣固好用补者也。谁谓伤寒方徒以攻劫为能事乎？”"辨不可下病脉证并治第二十"第八条下，成氏注曰：“《金匮玉函》曰，虚者十补，勿一泻之。”后人何幸，获观医圣遗教于此，以补大论之前所未有者乎？

【独特经验】1967年1月19日，应三重市电信总局至友程铭圻特邀，至局中宿舍诊其夫人高年（六十七岁）久延之重恙。初就床前诊脉，惊其弱到极点，间时如无脉然。承稍答一二语后，即阖目如入睡然，神情疲乏，可以想见。据告平时信服西药，床边几上尚置有药品十数种，闻内有一种价特昂，乃系防治冠状动脉栓塞者。夜不能入寐，身发奇痒，曾测血压高涨，头晕痛甚，纳不进，便闭结，苔腻浊，舌干燥，性躁急，时发怒。所谓老人常患之时代病，几乎一身集大成。医者颇有难以措手之苦。余以谊殷，无法辞谢，勉为处方，主急救心脏为先，仿炙甘草汤法意，加西洋参、鲜石斛、柏子仁、朱茯神等强心安神之品。幸初诊方复二剂，并加服"乐标润肠丸"后，第三日驰往次诊，即觉有转机。第六日三诊，颇见有进步（承告尝用润肠丸·每日按时吞服）。真是喜出望外。足证吾中医之补法、中药之补剂、对重笃垂危之险症，尚且能令其转危向安，真要感谢吾医圣立法制方之神功！后余以农历岁尾事繁，无法跋涉往返，乃介荐奚南薰医师续诊。奚道长德高望重，与余志同道合，遂逐渐扶程夫人至完全康复，良足欣慰！按此乃铁一般近时之事实，可就近查证者，幸阅者鉴诸！

【综合检讨】以上阐述治病大法凡八，引解经文既详且尽矣。乃可供制一表如下，以告段落。表中所用字面，曾经千锤百炼，故能笋卯密接。诚能明了本表，谓已读通大论可也。表之第一栏曰"大法"。"大法"凡八，因汗法可析为三，分称十法亦可。第二栏皆古代习用之名词，多见于大论上者。第三栏则为今代新说，悉根据生理病理，与上栏可相互表里者。第四、五栏乃每方之君、臣药。第六栏之汤类乃出编者独特主张，非但顺依六经序次排列，亦可符合临床实际传变，颇不同于昔日徐大椿氏之《伤寒类方》也。第七栏为每类方之数，可便统计。最低一栏才为六经之名，因三阴方少，故并称之矣。本表高列大法之名于上端，低排六经之名于下列，盖求"崇法务实"，有其深意存焉。

【承上启下】附表八栏，内容清晰。中医学上所称五脏：心、肝、脾、肺

（呼吸系）、肾、含焉。所称六腑：胆（肝）、胃、膀胱、三焦、大小肠（消化系）、亦几乎尽含焉。而西医生理学上多部器官，亦大率包罗无遗。故大法所及，病痛尽消。所谓"法网恢恢·疏而不漏"者，其此之谓乎？或曰："君论良是，请再略释伤寒之传变可乎？"曰："容陈之"。盖风寒外邪之袭人也，假使其人消化系统弱，可为太阳中风，其人呼吸系统差，可为太阳伤寒，其人神经系统虚，可为太阳温病。医者分为桂枝麻黄葛根治之，皆可不传而愈。若传，可能胃先受之，为白虎汤证，得汤则愈；肠次受之，为承气汤证，得汤亦愈；肝后受之，为栀豉汤证，得汤终愈。若再传，可能邪渗淋巴系统，引起寒热往来，转柴胡汤证，有柴胡汤备用。更续传，可能邪渗黏膜夹层，造成湿热互结，变为泻心汤证，服泻心汤可瘳。若随后元阳弱，渐致气血虚，酿成四逆汤证与炙甘草汤证，则赖四逆汤类方，可期回阳，仗甘草类方，庶望复温。欲求旋转乾坤，胥可依仗方法。且以上诸种传变，又皆不脱六项原则。第一原则：由寒化热；第二原则：由表入里；第三原则：由上传下；第四原则：由热蕴湿；第五原则：由实致虚；第六原则：由微转剧是也。编者称此曰外感疾病传变之原则。前后互通，八面玲珑。且夫六经学说之在古代，原为万民所熟晓而深信者，故仲圣姑假之，籍作所集经论之冠冕而已。现代科学昌明，端赖新法踵接，则我侪发扬"治病大法"，宣传医圣垂教者，其亦复兴中华文化之一环乎？

		大法	古代称		今说	君药	臣药	汤类	方数	六经
伤寒论·治病大法·关连表		汗	解肌	太阳中风	开合汗腺	消化系	桂枝	白芍	桂枝汤类	14	太阳病
			发汗	太阳伤寒		呼吸系	麻黄	桂枝	麻黄汤类	9	
			透表	太阳温病		神经系	葛根	麻黄	葛根汤类	4	
		清	清凉	舌燥渴饮		清热凉胃	石膏	知母	白虎汤类	3	阳明病
		下	下泻	胃中燥屎		下秽泻肠	大黄	枳实	承气汤类	9	
		消	消平	心中懊侬		消炎平肝	栀子	豆豉	栀豉汤类	8	少阳病
		疏	疏通	疏三焦		通淋巴	柴胡	黄芩	柴胡汤类	6	
		化	化净	化淡热		净黏膜	黄连	半夏	泻心汤类	10	
		温	温运	温元阳		运脾肾	附子	白术	四逆汤类	12	三阴病
		补	补益	补气血		益心脑	甘草	大枣	甘草汤类	13	

又：以上自桂枝汤类至甘草汤类，共方88首，皆属于汤，以下续述丸散

方类15首，籍便检阅。此15首方，分道扬鞭，药效多端。盼加分析归纳，佐以笔记，将觉妙趣无穷！

（戌）丸散方类证

117/411　大病瘥后：喜唾，久不了了者——胸上有寒——当温之：宜理中丸（89）。

【本条精义】程应旄曰："阳之动始于温，温气得而谷精运，谷气升而中气瞻，故名曰理中，实以燮理之功，予中焦之阳也。盖谓阳虚，即中气失守，膻中无宣发之用，六腑无洒陈之功，犹如釜薪失焰，故下至清谷，上失滋味，五脏凌夺，诸证所由来也。参术炙甘，所以守中州，干姜辛以温中，必假之以釜薪，而腾阳气。是以谷入于阴，长气于阳，上输华盖，下摄州都，五脏六腑，皆受气已，此理中之旨也。"

【东医考据】山田集成："本丸方后服法内，'腹中未热'以下，至汤法及加减方，皆王叔和所换，可删矣。理中者，丸剂之名也，非汤剂之名，故药味分量虽同，于其作汤者，名曰人参汤，见于《金匮要略》，至其加桂者，则谓之桂枝人参汤，况标理中丸方，而不标理中丸及汤法乎。又言汤法以四物依两数切，而不言汤法以四物依两数哎咀乎？后人不察，妄指人参汤为理中汤，虽无害于大义，终非立方之本旨也。又如其处理中丸证以人参汤，则以牛易马之类，驮重致远虽同也，迟疾利钝殊异，不可不择矣。又按《晋书·齐献王传》云：'齐献王攸，居丧哀毁过礼，杖而后起，左右以稻米干饭杂理中丸进之。'不知指此理中丸否？"

【汤方变化】卢氏讲义："理中丸汤为霍乱瘥后之治，为健运脾胃，助呼吸，止呕利之要方。若用于霍乱初期尚能纳药之时，口咀嚼服或作汤煮取浓汁服之，其效胜于市售十滴痧之药水（樟脑鸦片之制剂），盖其温中之力至伟也。至于杂病用之，其治亦不离肠胃。方虽四物，而用途至广。无论男妇老弱小儿，苟有肠胃虚寒虚寒脉证时，皆可活用。如《千金方》四顺理中丸（即本方），治妇人新生脏虚，服此以养脏气。《妇人良方》人参理中汤（即本方），治产后阳气虚弱，小腹作痛，或脾胃虚弱，少思饮食；或后去无度；

或呕吐腹痛；或饮食难化；胸膈不利者。《圣济总录》白术丸（即本方），治小儿偃啼，脾胃伤风冷，心下虚痞，腹中痛瘀，胸胁逆满。《赤水玄珠》理中丸（即本方），治小儿吐泻，脾胃虚弱，四肢渐冷，或面有浮气，四肢虚肿，眼合不开。是皆善于活用者也。"

【编者臆说】大论治病专法之三曰"祛湿"，理中丸是其代表也。本条中有"寒"字，或言即是"痰"，故"喜唾"，但寒痰乃由湿蕴酿而来，故称之曰"祛湿"者宜也。湿乃人体中所余之不洁而应排除之废液。浸侵及于胃肠淋巴全部，故理中丸之用转广。

理中丸之丸，古书有作"圆"者。观其制服法："上四味，捣筛，蜜和为丸，如鸡子黄许大。以沸汤数合和一丸，研碎，温服之，日三服，夜二服。腹中未热，益至三四丸。"可证丸大如鸡子黄，与其他如梧桐子大之丸不一也。

118/351　伤寒：脉微而厥，至七八日，肤冷；其人躁、无暂安时者：此为脏厥——非蛔厥也。㈠」蛔厥者：其人当吐蛔。今病者静，而复时烦者（此为脏寒）：蛔上入膈，故烦。须臾复止；得食而呕又烦者：蛔闻食臭出，其人当自吐蛔。蛔厥者：乌梅丸（90）主之（又主久利）。㈡」

【药理研究】吴国定："乌梅丸计药十味，虽以健胃、敛肠、镇静为主作用，但下列四药，具有驱蛔、杀菌能力，而其总重量，约为全方二分之一强。①乌梅：为清凉性收敛药，止泻，并可驱除蛔虫。一日用量四克。李时珍："张仲景治蛔厥乌梅丸及虫䘌方中用者。"《食鉴本草》："蛔虫上行，乌梅煎汤频饮。"②黄连：主要成分为小叶碱，可以抑制细菌之发育及控制传染。张元素："古方以黄连为治痢之最。"已经临床证实。③川椒：为蛔虫驱除药，作煎剂，用量五克。④黄柏含小叶碱百分之一点五，实验报告，对蚯蚓之毒力较山道年为优，对蛔虫之作用却较劣。"

【疑问待决】吴氏诠释："厥阴病之辨论，始于近代，其说有四：㈠根本否定有厥阴病者，此说创于陆渊雷：'伤寒厥阴篇，竟是千古疑案，篇中明称厥阴病者仅四条，除首条有提纲有证据外，余三条，文略而理不清，无可研索，以下诸条，皆不称厥阴病，《玉函》且别为一篇，题曰'辨厥利呕哕病形证治第十'。㈡厥阴病即今之回归热说，此说肇于章太炎：'厥阴即今之回归热（以'伤寒病，厥五日，热亦五日，设六日当复厥，不厥者自愈。'为例证），陆渊雷则力驳之。(三)厥阴为胃肠病之兼风化者，恽铁樵倡此说，陆渊雷亦驳之：'恽氏盖以沪上习见慢性胃肠病，多兼神经衰弱，因忧郁而起，又多兼梅毒，故臆称梅毒为内风。又以神经为肝，厥阴为肝之经脉，于六气为风木，辗转牵缠，以成其说，此实恽氏心目中之厥阴病，非《伤寒论》之厥阴病矣。'(四)厥阴病为防御及治愈的活动力几乎丧失时，所发生之复合证候。此为阎德润之说：'厥阴病为少阳或阳明病误治而来，或由少阴病再增恶而生，故有显著之一般循环障碍也。视厥阴病为太阳、少阳、阳明、太阴、少阴等病之最恶时所现之病证，而亦为最难治者，万一误治则死，故论述死候，亦于此篇为最详也。'"

【独家异见】卢氏讲义："历来伤寒注家，于三阳病尚多发明，于三阴病，贡献殊少。除太阴篇文词简略，无可较论外，尤以厥阴篇最不足观。时贤亦有以厥阴篇为凑合成篇，根本无所谓厥阴者。然临床诊视热性病人时，显呈与厥阴病类似之证候，虽非一致，而实有相类处。本讲义开端，以内外体温发生比差，节温障碍，营养分消耗，血液血行异常者，为厥阴病。是根据篇中厥热胜复，喉痹疮脓，下利脓血等证候而言。若本条，诸家亦多以上热下寒，阴阳错杂之病理释之，殊不核。以余所见，此条证候，多半是肠胃消化器病兼寄生虫病。何以言之？消渴、渴而多饮之谓，除热病因失水亡津之外，胃炎，胃酸过多之证，亦多见之。其原因为消化机能障碍，致唾液不分泌，及胃中化学机转机能增加，物质代谢异常，致口渴而多饮水。气上冲心，心中疼热，为自觉证。其原因为胃自身之炎性变化。病人胸中常有似烦非烦，似痛非痛之一种异常感觉。所谓气上冲心，大抵是酸性液，沿食道逆行，激刺知觉神经纤维而起。使此推测为是，则所谓心，心中，其实即食管而已。饥而不欲食，为胃病之普遍现象。食则吐蛔，为肠寄生虫入于胃，随呕吐而出者……是厥阴病者，备论诸热病中，消化器血行器之复杂症状者也。"

【独特经验】卢氏讲义："余任职东华医院时，曾见同事何奇石先生，以乌梅作汤，愈一濒死之厥阴病。病者为三十五岁妇人，病逾半月。入院时，神昏直视，四肢强直。额头热，身热，而手足冰冷，上逾肘，下及膝。面垢唇干齿燥，舌萎缩干绛。日遗尿十数回，皆黏液脓样与血液秽物，量不多而奇臭。服药三帖，即有转机，前后十一日遂愈。其后同街杜兴记木器店主人之令堂，及叔婶陈氏，所患与此同，余遵法用本方作汤，随证进退亦愈。十余年来，临床上，亦常遭遇类似之病，用厥阴病法治之亦多愈，是厥阴病固有之矣。又久痢脓血，羸瘦不食，身热或不热，本方作煎剂有验。又《外台秘要》增损四顺汤（甘草、人参、龙骨、黄连、干姜、附子）、崔氏黄连龙骨汤（黄连、黄柏、熟艾、龙骨）、《千金》驻车丸（阿胶、黄连、当归、干姜）、黄连汤（阿胶、黄连、当归、黑姜、黄柏、干姜、石榴皮）、《圣济总录》附子丸（附子、干姜、黄连、乌梅）、《圣济方》阿胶散（阿胶、当归、黄连、芍药、赤石脂、干姜）等，悉仿自乌梅丸。临证化裁，皆前人经验所积也。"

【编者臆说】大论治病专法之四曰"驱虫"，乌梅丸是其代表也。本条中有"蛔"字，是又"虫"字代表也。本方组成之药味滋多，酸甜苦辣悉具，岂欲虫饱饫之后，乃如醉如痴，或竟蒙蒙然而受驱，是又制方之别开生面者乎？因虑读者诸君累阅诸名家上项珍贵论文之后，虽当惬意，要颇劳神，故稍效幽默口吻，庶博一乐云尔。

119/260　跌阳脉浮而涩：浮则胃气强，涩则小便数；浮涩相搏，大便则硬，其脾为约：麻子仁丸（91）主之。

【名家注疏】成氏明理："跌阳者，脾胃之脉。诊浮为阳，知胃气强；涩为阴，知脾为约。约者，俭约之约，又约束之约。《内经》曰：'饮入于胃，游溢精气，上输于脾，脾气散精，上归于肺，通调水道，下输于膀胱，水精四布，五经并行，是脾主为胃行其津液者也。'今胃强脾弱，约束津液，不得四布，但输膀胱，使小便数大便难。与脾约丸，通肠润燥。"

【针灸腧穴】跌阳，即冲阳穴，去陷骨三寸（即足背第二第三跖骨间），脉动应手，属足阳明胃经，古人以候脾胃疾病。

【中西汇通】陆氏今释："细释古书所谓脾，本指小肠之吸收作用。推而广之，一切脏器组织之吸收细动脉血以自养，淋巴管之吸收组织液，莫不谓之脾焉。脾约云者，肠部吸收肠管中水分之力强，故小便数大便硬，然其吸收动脉血以自养之力弱，故肠管之自身无液为养，有似乎俭约，于是肠黏膜不能分泌黏液，以润滑其大便，又有似乎约束也。以今日之科学知识，推成氏汪氏之意，义当如此。"

【方义究释】王晋三曰："下法不曰承气，而曰麻仁者，明指脾约为脾土过燥，胃液日亡，故以麻仁润脾燥，白芍安脾阴，而后以枳朴大黄承气法胜之，则下不亡阴。而法中用渐加者，脾燥宜用丸法以遂脾欲，非比胃实当急下也。"

【本录参阅】中卷"麻仁丸证"一案。

120/245　阳明病，自汗出；若发汗，小便□利者——此为津液内竭——虽硬不可攻之。当须自欲大便：宜蜜煎导（92）而通之。㈠」若土瓜根、及猪胆汁（93），皆可为导。㈡」

【方义究释】柯氏来苏："蜂蜜酿百花之英，所以助太阴之开；胆汁聚苦寒之津，所以润阳明治燥；虽用甘用苦之不同，而滑可去着之理则一也。惟求地道之通，不伤脾胃之气，此为小便自利，津液内竭者设；而老弱虚寒，无内热证者最宜之。"（本条原文"小便自利"，由山田集成主改作"不利"。）

【证方辨择】伤寒准绳："凡多汗伤津，或屡汗不解，或尺中脉迟弱，元气素虚人，便欲下而不能出者，并宜导法。但须分津液枯者，用蜜导；邪热盛者，用胆导；湿热痰饮固结者，姜汁麻油浸瓜蒌根导。惟下旁流水者，导之无益，非诸承气攻之不效，以实结在内，而不在下也。至于阴结便闭者，宜于蜜煎中，加姜汁生附子末，或削陈酱姜导之。凡此皆善于推广仲景之法者也。"

【本录参阅】中卷"猪胆汁导证"一案。

121/134　伤寒，有热，而少腹满，应小便不利；今反利者——为有血也——当下之，不可余药：宜抵当丸（94）。

【音义通考】证类本草·陶弘景曰："晬时者，周时也，从今旦至明旦。"方有执曰："晬，音醉。晬时、周时也。"按：即一昼夜之谓。

【丸散异趣】阎德润曰："今考此两方之药品，于丸剂时，水蛭、虻虫之数，各少十六个，大黄同量，桃仁反多十五个，其防血液凝固之力，或少逊于抵当汤。但下血之力，不在蛭虻，而在大黄；大黄之量，两方相同，其力又安有大小之别哉？且果以药力太峻，何不减少其用量，或减少其药或味，佐以他药而用之？由此观之，其所以变汤为丸者，不在缓病势，亦不在缓药力，乃在"当下之·不可余药"，或不能服汤者，当改用丸剂之意耳。"

【东医考据】山田集成："按《尔雅》释虫曰：蛭蝚，至掌。《名医别录》亦云："水蛭"名至掌。《太平御览》亦引《本草经》曰：水蛭一名至掌。因检《韵镜》，至字去声，四寘韵，抵字上声，四纸韵，韵虽不同，均属开转齿音清行第三等照母。又考之《字书》，抵，通作抵，纸邸二音，击也，触也，当也，至也，乃知其训抵为至，亦因同音而然。盖古昔四声未判，往往同音通用，如亡名作亡命，智者作知者，不遑枚举。此知至抵通用，所谓抵当，即抵掌之讹，而实为水蛭之异称矣。是方以水蛭为君，所以命曰抵掌汤已。若其不直曰水蛭汤者，盖污秽之物不欲斥言，乃取其异称以名方，犹如不言人尿汤而言白通汤，不言大便而言不洁，不云死而云物故，可见。其读抵曰邸，亦传习之误矣。但其号蛭曰抵掌，其义不可得而考。"

【方义究释】①柯氏来苏："蛭、昆虫之巧于饮血者也。虻、飞虫之猛于吮血者也。兹取水陆之善取血者攻之，同气相求耳。更佐桃仁之推陈致新，大黄之苦寒，以荡涤邪热。"②伤寒贯珠集·尤在泾曰："抵当汤中之水蛭、虻虫食血去瘀之力，倍于芒硝，而又无桂枝之甘辛，甘草之甘缓，视桃仁承气汤为较峻矣。盖血自下者，其血易动，故宜缓剂，以去未尽之邪；瘀热在里者，其血虽动，故须峻药以破固结之势也。"

【本证参阅】中卷"抵当汤丸证"一案。

122/139 结胸者：项亦强，如柔痉状；下之则和；宜大陷胸丸（95）。

【药理研究】卢氏讲义："方中白蜜，前人谓为缓和药性，其实绝对不然。《金匮》·乌头桂枝汤，乌头汤，皆以蜜煮乌头，以余药水煎而和之。大乌头煎，以蜜水煮乌头，汤成，更煎令水气尽而服之。依法修制，服后必有瞑眩现象。不用蜜者则否，是蜜能激发药性，非缓和药性也。此方用丸，方下云：一宿乃下；当是临卧时服，经宿而下。取缓下，不事峻攻，正与抵当丸同义。"

【独特经验】卢氏讲义："尾台氏曰：毒聚胸背，喘息咳嗽，项背共痛，本方胜于大陷胸汤。又曰：治痰饮痃癖，心胸痞塞结痛，痛连项背臂膊者，随其宜用汤药，兼用此丸亦良。东洞，和久田二氏，用本方治龟胸有效，惜未尝一验之耳。"

【独家异见】曹氏发微：主张订正"项亦强"句作"体亦强"："中风有汗

发热，易于传化阳明。俟其传阳明而下之，原无结胸之变。惟下之太早，汗未透达于肌表，因合标阳内壅，浸成热痰，阻阨肺气。肺气塞于上，则肠胃闭于下，其证略同悬饮之内痛，所以然者，以湿痰胶固于阳位故也。因湿痰凝于膈上，燥气留于中脘，故其为病，体强如柔痉，《金匮·痉湿暍篇》所谓身体强几几然者即是。由身体强几几而进之，即为卧不着席之大承气证。今本条却言项强。传写者误体为项耳。仲师言下之则和，宜大陷胸丸者，葶苈杏仁甘遂以去上膈之痰，硝黄以导中脘之滞。燥气既去，经脉乃伸。其所以用丸不用汤者，此正如油垢黏滞，非一过之水所能荡涤也。"

123/72 太阳病，发汗后，大汗出，胃中干，烦躁不得眠，欲得饮水者，少少与饮之，令胃气和、则愈。㈠」若脉浮，小便不利，微热，消渴者：五苓散（96）主之。㈡」

【中西汇通】卢氏讲义："五苓散除参照大论用法外，更可推广其用途。最普通者，为治泄泻。盖泄泻由于肠管吸收障碍，肠内容物为流动状态，肠管起反射作用，增加蠕动以驱逐其内容物者。在消化过程中，小肠吸收乳糜，大肠吸收水分。大肠吸收障碍，则水液停蓄而起泄泻。用本方以利尿，直接增加肾脏泌尿工作，间接促进大肠吸收，故泄泻自止。至于合理中汤治寒湿自利；合小柴胡汤治感冒泄泻；合平胃散治浮肿腹胀，消化障碍；加茵陈或再加栀子大黄治黄疸；加人参干姜黄连治脾痹：皆著效。方义既明，自能善于活用也。"

又："尿中毒，为肾脏泌尿障碍之结果。血中充满水毒，浸润组织间，引起一定毒害。如水在胃，则由反射而起呕吐。水在肺，则增加肺部死腔，障碍呼吸动作而喘息。水入脑，内压增加，则头重眩晕，甚则神昏谵妄，痉挛抽搐。转发全身证，则恶寒发热，口鼻呼气带尿臭。然因其病状之轻重，可分为最急性、急性、亚急性、慢性四种。五苓散只于慢性亚急性之尿中毒有效；急性、最急性，则无济。肾脏炎之脉搏，当弦细劲疾，此由尿毒作用于脉管壁之纤微神经而起。本条言脉浮，与肾脏炎之脉搏不符，惟小便不利，微热消渴，合之下文烦渴呕吐，则相契合。而霍乱湿暍诸病现此脉证者颇多，是亦五苓散所主也。"

【编者臆说】大论治病专法之五曰"利水"，五苓散是其代表也。本证小便不利，转为"蓄水"。津液不能上润，转为"消渴"。欲多饮水解渴，则蓄水愈加剧。五苓散能利下部之水，而解上焦之渴，妙剂也。

124/75 中风、发热，六七日、不解、而烦，有表里证，渴欲饮水，水入则吐者——名曰水逆：五苓散主之。

【名家注疏】①魏荔彤曰："表里证：里证何？即所谓烦渴饮水，水入即吐，是也。表证何？即前所谓头项强痛，而恶寒发热汗出是也。于是用桂枝以驱表邪，佐以苓术泽泻，以固土逐水，加以多饮暖水，使汗出表解，水既不逆，小便利而里解，而病者有不愈者乎？"②柯氏来苏："是其人，心下有水气，膻中之火用不宣，邪火凝结于内，水饮拒绝于外，既不能外输于玄府，又不能上输于口舌，亦不能下输于膀胱，此水逆所由名也。"

125/149上 病在阳，应以汗解之；反以冷水潠之、若灌之；其热被劫不得去，须臾益烦，皮上栗起；意欲饮水，而反不渴者：服文蛤散（97）。㈠」若不瘥者：与五苓散。㈡」

【他书引证】柯氏来苏："本论以文蛤一味为散，以沸汤和方寸匕服，汤用五合，此等轻剂，恐难散湿热之重邪。《金匮要略》云：'渴欲得水而贪饮者，文蛤汤主之，兼治微风脉紧头痛。'审证用方，则移彼方而补入于此可也。见"呕吐哕下利篇"，用文蛤五两，麻黄、生姜、甘草各三两，石膏五两，杏仁五十粒，大枣十一枚，即大青龙汤去桂枝加文蛤。方后云：汗出即愈。据其文义，与本条证相符。"

126/149下 寒实、结胸，无热证者：与三物小白散（98）。

【他书引证】《外台》，第一卷肺痈门·桔梗白散，与本方同云出仲景《伤寒论》。方下曰：治咳而胸满振寒，脉数，咽干不渴，时出浊唾腥臭，久久吐脓如米粥者，为肺痈。盖肺痈经过期中，自有本方证候，当依诸家所论用之。

【药理研考】卢氏讲义："本方用桔梗贝母排脓驱痰，巴豆催吐峻下。观其配合及方下所云，则本方当可移治声门水肿，声门痉挛之类证。因喉头水肿，两侧狭窄，呼吸困难。或声门肌突发痉挛，使声门狭窄或闭塞，至于窒息，当以本方急进催吐，自能平定。推而广之，凡顽痰积瘀，水毒脓血，蕴蓄胸膈，压迫咽喉，呼吸困难，气息不通，应须抉发者，本方必得良效。

本方桔梗贝母用三分，巴豆为二物总量六分之一。如桔梗贝母各用三钱，巴豆当用一钱。惟须整个的五钱（约三十五枚）方得子仁一钱净。每枚巴豆有仁三粒，三十五枚得仁一百零五粒，每粒重量不足一厘。使不去油，单吞服一二粒，亦起泻下作用。若去净油，压霜而服之，每次可服至一二分。盖其峻烈之性在油脂内也。今云熬黑，研如脂，虽不去油，而熬黑后，其性已减。故巴豆入丸散内服，多取其制过者。此方先以二物为散，更内巴豆于白中杵之极细，仍带有油腥气。盖巴豆酸，有挥发激刺之气味也。余所用之每次量，每一分至二分（巴豆量占一厘许至三厘），即可奏效。药入，即觉胸腹内灼热走注。移时，或吐或利，所苦悉平。惟吐下后，咽头常觉干涩，肛门括约肌有短时间紧缩灼热之感，不利，进热粥以促其发动。利不止，进冷粥以和药力。盖利用肠胃经药力作用后，易受温度转移之理也。桂枝汤，理中丸汤，服后啜热粥，以得汗并腹中热为度，取其助胃气，行药势。今进冷粥止利，更含安抚镇静之意。且实验上，凡服巴豆利不止，腹肿灼热者，进冷粥则安。此皆前人之心得，不可忽也。惟余有巴豆剂，恒嘱病家浓煎甘草汤，候冷备用。若利不止，饮之立止。即利后肛门灼热，下咽即安，可备临床便用之一助。"

127/326　少阴病，咽中痛：半夏散及汤（99）主之。

【独特经验】唐宗海曰："外感风寒，客于会厌，干于少阴经而咽痛。其证：喉间兼发红色，并有痰涎，声音嘶破，咽喉颇痛。四川此病多有，皆知用人参败毒散而愈，盖即此方之意也。"

【独特经验】卢氏讲义："此方余所屡用，但未尝一用散方，以胸中横着半夏不可末服之信念也。余用此方，三药等分作煎剂。汤成，必令去滓冷饮，且嘱逐日缓缓咽下。对证施治，一服知，二服已，奏效如神，益见经方之可贵。又甘草、桔梗二方，重在消炎解毒，故甘草生用。此方甘草炙用，助半夏桂枝以收温通之效。是虽小节，仍有深意也。"

【药理研考】①徐大椿曰："甘草、半夏治咽肿痛，桂枝治喉痹；此乃咽喉之主药，后人以二味为禁药，何也？"②吴国定曰："按喉痛有寒热之分。如属燥热，当用生地、玄参等甘寒药，以清润之。如寒邪外束，则非辛温药不效。世医以辛温为禁，反致增剧，读徐氏注，可以概见。"

【药理研考】香川德修，《一本堂药选》曰："半夏，古惟有汤泡制，盖其带粗皮者，非沸汤以泡之，则土皮不净，不堪用。如今所货，已去粗皮，又且水洗数回者，何须更汤泡。中世以来，制法不一，不堪其烦，皆由畏其毒也。今试以一品半夏，水煎为汤饮之，犹饮白汤，未尝有异，只觉有少许辛涩气味。古今医人以其仅撮如麻粒大干吃，则直戟人咽喉，刺痛不安，故漫为制杀其毒之法，遂致脱失性味，曾无其功，用之亦同于不用，何其愚耶？殊不知半夏既经火煮成汤汁，则未始戟喉，犹芋子生食刺咽，煮熟食之则美味也。是故半夏决不可制。"

128/331　少阴病，四逆；其人或咳，或悸，或小便不利，或腹中痛，或泻利下重者：四逆散（100）主之。

【方义究释】张锡驹曰："凡少阴病四逆，俱属阳气虚寒，然亦有阳气内郁，不得外达而四逆者，又宜四逆散主之。枳实胃家之宣品，所以通胃络；芍药疏泄经络之血脉；甘草调中；柴胡启达阳气以外行，阳气通而四肢温矣。魏士千曰：'泻利下重者，里急后重也，'其非下利清谷明矣。"

【本证病理】金鉴论注："四逆，虽阴盛不能外温，然亦有阳为阴郁，不得宣达，而令四肢逆冷者。但四逆而无诸寒热证，是既无可温之寒，又无可下之热，惟宜疏畅其阳，故用四逆散主之。"

129/174　病如桂枝证：头不痛，项不强，寸脉微浮，胸中痞硬，气上冲咽喉，不得息者——以内有久痰也——当吐之：宜瓜蒂散（101）。

【中西汇通】吴氏诠释："瓜蒂为催吐剂，与今日之实验相符，按西洋苦瓜素内服则发生呕吐，且稍伴以下痢，皮下静脉内注射时则无效。呕吐之发生，因刺激胃知觉神经，引发反射使呕吐中枢兴奋之故。赤小豆味酸性泄，具排脓血，清湿热之能。两味合用，有酸苦涌泄之力，以吐胸中结痰。益以香豉之轻清宣泄，煮作稀糜，一以合散，一以矫味，庶病去而胃不伤。"

【名家评论】吴氏诠释："按胸有寒，谓痰也，《千金》可证。古无痰字，本论或谓之寒，或谓之邪，《金匮》或谓之浊（臭莢丸），或谓之浊唾（桔梗汤·桔梗白散），或为之涎味（桂枝去芍药加皂莢汤），皆今之所谓痰也。此病，据其症状所载，及与后述吴茱萸汤证（寒证）相关连而论，可能为胃炎。此时胃黏膜表面被稠厚灰白色黏液层包围，设由口吐出，其色与呼吸器所咳出之分泌物相同，故古人以为痰。此证除有分泌异常之外，尚有胃运动能之障碍，故治疗时，宜注意其原因及食物，以保护其胃。黏液特多时，于早起即有吐出者，故西医有洗胃之法，而中医则以催吐为疗法之一。至《金匮》之痰饮，乃淡饮之伪，今人以饮为痰，非。"

【独特经验】张从正曰："咳嗽痰厥，涎潮痞塞，口眼㖞斜，半身不遂者，当吐之。"又："上喘中满，酸心腹胀，时时作声，痞气上下不宣畅者，当吐之。又：赤白带下，或白物如脂，独圣散一味主之；妇人汗水不止者，亦同此方。又：小儿三五岁，或自七八岁十四岁，发惊搐搦，涎潮如拽锯，不省人事，目瞪喘急将死者，可吐之。又所谓癫痫者，可数吐之。"

【中西汇通】日人猪子氏曰："瓜蒂虽为有毒之药，然服后并不吸收，只刺激胃肠黏膜，故无中毒之患；惟服之过量，则引起急性胃肠炎，使吐利不止，故以此所服，不得逾六分五厘。采集之法：须于瓜未熟时采之，新采味苦者良；若瓜熟而采，或陈久失味者，不效。又《大观政和本草》，但称瓜蒂。寇宗奭始指为甜瓜蒂，李时珍从之。案甜瓜种类至多，黄金瓜之类皆是，而吉益氏云：'试甜瓜蒂无寸效，必须柹瓜青瓜。'疑吉益氏所试者，是熟瓜之蒂，故味不苦而无效耳。瓜蒂须生採，而采蒂去瓜，莳瓜人所不愿；故今之卖药者多不备，代以南瓜蒂，亦效。"《活人指掌辨疑》："瓜蒂，即丝瓜蒂，俗名藤萝"。舒诏："如无甜瓜，丝瓜蒂可代。"

【编者臆说】大论治病专法之六，曰"引吐"，瓜蒂散是其正方也。以内有久蕴之痰或浊液，故以引一吐为快。上吐之道直捷，较下引之迂回者简便多矣。孙真人言伤寒之治，惟汗吐下三法耳：吐法之受重视，乃若是乎？大论述瓜蒂散者仅二条，以此应列入专法中。此法或称曰"湧吐"（同"涌吐"），似不及引吐为佳。经曰："在上者，引而越之"，其此之谓乎？

130/410 大病瘥后，从腰以下有水气者：牡蛎泽泻散（102）主之。

【名家注疏】喻昌曰："腰以下有水气者，水渍为肿也。《金匮》曰："腰以下肿·当利小便，"此定法也。乃大病后脾土告困，不能摄水，以致水气泛滥。用本汤峻攻，何不反顾其虚耶？正因水势未犯半身以上，急逐其水，所全甚大。设用轻剂，则阴水必袭入阳界，驱之无及矣。庸工遇大病后，悉用温补，自以为善，孰知其大谬哉？"

【名家评论】卢氏讲义："本方牡蛎、海藻为软坚药。泽泻、商陆、葶苈为利水药。常山促进淋巴吸收。瓜蒌根生津润燥。其软坚、除胀满、下水气、利尿，是全方作用。叶天士择取牡蛎、泽泻二味，华岫云、王孟英，反称其善用古方，则阿私所好，非知言也。邹润安曰：'下病者上取，上病者下取。本方治腰以下水气不行，必先使商陆葶苈，从肺及肾，开其来源之壅；而后牡蛎海藻之软坚，蜀漆泽泻之开泄，方能得力。'是真能说方者也。本方下水利尿，宜于阳证实证，不可漫然施治虚证。凡郁血性水肿，机能衰弱者，切忌之。"

131/407 伤寒、阴阳易之为病：其人身体重，少气，小腹里急，或引阴中拘挛，热上冲胸，头重不欲举，眼中生花，膝胫拘急者：烧裈散（103）主之。

【名家注疏】成氏明理："大病新瘥，血气未复，余热未尽，强合阴阳得病者，名曰易。男子新病瘥未平复，而妇人与之交得病，名曰阳易。妇人新病瘥未平复，男子与之交得病，名曰阴易（以上见《巢源》）。以阴阳相感动，其余毒相染者，如换易也。其人病身体重，少气者，重损真气也。少腹急，引阴中拘挛，膝胫拘急，阴气极也。热上冲胸，头重不欲举，眼中生花者，感动之毒，所易之气，熏蒸于上也。与烧裈散，以导阴气。"

【名家评论】陆氏今释："阴阳易之疾病，旧著皆从《巢源》为说，以为因交接而传染之病。然交接传染之病，以淋毒、梅毒为最，其证与本条自异。若他种接触传染，则不必因于交接，其病亦各有本证，决不能画一如本条所言也。山田谓与暑中注夏之病不殊。今验注夏，无少腹里急，阴中拘挛之证，小建中胜烧裈散多矣。"

【本证病理】卢氏讲义："阴阳易者，据条首冠以伤寒二字，自是大邪已退，余热未清，因两性之接触，转注传染之病。据古人所释：女病新瘥，男与之交，得病曰阴易。男病新瘥，女与之交，得病曰阳易。易者，转易，含有传染之意，至为明显……吾人既知在热病时，因新陈代谢产生之大量废料，必须排除。此等废料，如涎唾，如汗液，如尿，如粪，皆含有相当之毒性，能引起相当之毒害作用。热病新瘥，尚未复原，体中或仍有未尽排泄之毒害物，两性之生殖器官，岂能例外？因性行为之接触，转注而病，固顺理成章，不须费解者也。"

【承上启下】以上述丸散方类既毕，容续述其余汤方九首。缘此诸方功效特殊，有难包括于前节诸类内者。

（亥）其余汤类证

132/167　伤寒，服汤药，下利不止，心下痞硬；服泻心汤已，复以他药下之，利不止〔医以理中与之·利益甚理中者/理中焦〕。此利在下焦：赤石脂禹余粮汤（104）主之。㈠」若不利者，当利其小便。㈡」

【方义究释】卢氏讲义："本方合此二药而成，以治滑脱下利不止，即专取固涩之特性。其作用相当西医凝血剂之白阿胶，凝血酵素，及被护剂之血炭末，胶状炭素等。内服入肠，即能凝固被护肠管之黏膜面，限制其分泌，和缓其运动，故能治滑脱，肠炎灶溃烂出血等。然在中医治例言：凡固涩之药，惟阴证可用，阳证不可用；久病可用，初病不可用。赤石脂禹余粮汤证，为屡经误下而滑脱者，当然非初病与阳证之谓，此言所以可用也。惟西医于此二药，甚少内服，只与高岭土等，同作扑粉，或作油膏，以治皮肤炎烂出血脓水等。考高岭土，即白垩。原出江西，色白无臭无味；甄权，以涩肠止痢。大明，治鼻洪吐血。《瑞竹堂方》，井华水调服，治衄血。《普济方》，和炮姜楮叶为丸，治水泄不化。其性效与石脂余粮类同。以彼例此，本方之治效益可知矣。"

133/320　少阴病，二三日、至四五日，腹痛，小便不利，下利不止，便

脓血者：桃花汤（105）主之。

【方义究释】①成氏明理："涩可去脱，赤石脂之涩，以固肠胃；辛以散之，干姜之辛，以散里寒；粳米之甘，以补正气。"②钱潢曰："见少阴证，而下利，为阴寒之邪在里。湿滞下焦，大肠受伤；故皮折血滞，变为脓血，滑脱下利；故以温中固脱之桃花汤主之。"

【煎服古法】卢氏讲义："赤石脂，温固敛涩，具吸着之特性。此方煎法，半入煎，半筛末调服。取其至肠发挥性效，固护炎灶之糜烂面，溃疮之剥落面。收缩组织，限制蠕动，止血管之出血，敛黏膜之分泌，故有涩肠止利除脓血之功，为慢性久痢滑脱失禁之良药。又寻常肠神经性之腹痛下利，多缘迷走神经紧张，肠蠕动特别增加所致。若有阴寒脉证时，服用干姜，每奏奇效；似干姜能抵消迷走神经之紧张者。故凡因触寒受冷而起之肠胃病，神经性、慢性消化不良之腹痛自利等证，干姜堪称卓效。粳米富含淀粉，具滋养和缓之作用。此之煮米令熟，去滓，取黏稠之汁，既与胃气相习，更增石脂吸着固摄之效。三物合济成功，洵属节制取胜之师。"

【独特经验】陆氏今释："桃花汤治肠窒扶斯之肠出血，余早有此理想。一九三零年之秋，得实验而效。盖肠窒扶斯病人，患肠出血者，以西医所统计，不过百分之四，乃至百分之七，本不多见。故自来治伤寒者，皆不论例，而桃花汤之一部分效用，为之淹没不彰，可慨也！肠出血多见于肠窒扶斯之第二第三星期，正值阳明时期。肠将出血，即突变为少阴证，颜面失色。四肢厥冷，其脉数疾而弱。罹此者多不救，甚则血未排出而死，亦有绝无外证，猝然而死！死后解剖，始知其死于肠出血者！余所治，系三十余岁妇人。先服单方葳方等不愈，往诊时，腹微痛，下溏粪及黏液，杂以鲜血星。舌苔非常垢腻，脉非常沉数，手足微冷，胸腹有白色小水泡，细视始见，俗所谓白㾦也。与桃花汤加附子、阿胶，增干姜至三钱，两服血止。调治十日，杖而后起。此病虽无细菌诊断，以证明其为肠窒扶斯，然询其经过证候，全是中医所谓湿温证，知是肠窒扶斯无疑。肠出血少见：余所治，迄今（1940年）不足十人，故附记于此。"

【编者臆说】大论治病专法之七曰"固涩"，桃花汤是其代表也。本条有"下利不止，便脓血"句，高明之大夫曾引用之于"久痢"、"休息痢"、"肠窒扶斯"等，多获奇验。为其方能对证，故克中与也！

134/236　若脉浮，发热，渴欲饮水，小便不利者：猪苓汤（106）主之。

【方义究释】金鉴论注："赵羽皇曰：仲景制猪苓汤，以行阳明少阴二经水热；然其旨全在益阴，不专利水。盖伤寒表虚，最忌亡阳，而里虚又患亡阴。亡阴者，亡肾中之阴，与胃家之津液也。故阴虚之人，不但大便不可轻动，即小水亦忌下通。倘阴虚过于渗利，即津液反致竭。方中阿胶质膏，养阴而滋燥；滑石性滑，去热而利水；佐以二苓之渗泻，既疏浊热，而不留其壅瘀，亦润真阴，而不枯其燥；是利水而不伤阴之善剂也。故利水之法，于太阳用五苓；于阳明少阴，用猪苓。"

【本证病理】陆氏今释："①本方虽以猪苓名汤，实以滑石为君，阿胶为臣，余三味不过佐使耳。苏颂谓古方治淋病，多单使滑石，殆以其能滑利尿道，故得名欤？阿胶则专为止血，注家以为育阴，盖本方冠以阳明少阴字样，想当然耳。猪苓、茯苓、泽泻三味，同五苓散，所以促肾脏之分泌。盖下流不通，则上源亦塞，膀胱积尿不去，则肾脏之分泌亦阻也。②今所试效，则五苓证病在肾脏，虽小便不利，而小腹不满，决不见脓血；猪苓证病在膀胱尿道，其小腹必满，又多带脓血。苟熟知肾脏病与膀胱尿道病状之异，则二方决不致误施！"

135/255　食谷欲吐者——属阳明也：吴茱萸汤（107）主之。㈠」得汤反剧者——属上焦也。㈡」

【本证病理】①余无言曰："此条亦为里寒之证，但较四逆汤证与理中汤证为轻。里寒之证，重者必用四逆；次者须用理中；再次者则吴茱萸汤尚矣。盖四逆理中之证，均里寒之极，而均不能食者也。独吴茱萸汤证，有欲食之机，是较四逆理中证为轻也明矣。虽能强食，但又因里寒而不能消化，停于胃中，化之不能，留之不可，吐之无力故只温温欲呕也。此欲呕全由勉强食谷而来；若不食谷，则必不欲呕也；此全是阳明胃间事，属中焦也。只须以吴茱萸汤温和之，即可散去脉家之寒气，恢复胃中之热力，而向愈矣。"②张元素曰："吴茱萸汤之用有三：去胸中之逆气满塞，止心腹感寒之疼痛，消宿酒也。"

【方义究释】卢氏讲义："本书重用吴茱萸，以温中下气；生姜去胃中积水；人参振起胃机能之衰弱；大枣提摄津液，和缓组织：当为胃炎扩张之有水毒，及胃酸增多，外现阴寒证候者之效方。主治食谷欲呕，证虽简略，然合呕而胸满者，干呕吐涎沫头痛者诸证，更已药味考之，方义自见。"

135/274 伤寒，瘀热在里，身必发黄：麻黄连翘赤小豆汤（108）主之。

【方义究释】卢氏讲义："麻黄为发汗利尿药。连翘为解热药，又能治疮伤脓肿，具有消炎消肿凉血排毒之功。其根善能利水，为黄疸要药。本方当用根，惟陶弘景已谓方药不用，人无识者，可知梁代已无人采用矣。杏仁，润燥下气，有镇咳缓泻之功。古法与麻黄并用，为宣通肺气，开发皮肤之配伍（弛缓气管之痉挛，镇静呼吸中枢）。赤小豆，为解毒利尿毒，性最缓和。然下水肿，排痈肿脓血，治热毒，散恶血有特效。梓白皮，药市不备，李士材以利水消肿之桑白皮代之，试用有效。要之此方宣畅肺气，开发皮肤，兼扩张肾细血管，增加利尿作用，故有排除血中代谢产物与胆色素之功。充此义也，不止可治黄疸身热无汗，更可用于他病。《类聚方广义》曰：此方治疥癣内陷，一身奇痒，发热喘咳，肿满者，加反鼻奇效。汤本氏，以本方合伯州散，治湿疹内攻性肾脏炎有效，可为佐证。"

【煎水研究】①李时珍曰："潦水，乃雨水所积。"②成氏曰："潦水味薄，不动湿气而利热也。"

137/316 少阴病，得之二三日以上，心中烦，不得卧者：黄连阿胶汤（109）主之。

【方义究释】卢氏讲义："本方治证甚广，不专限于条下所云。考之药理，苓连在性味言，是苦寒清热药，在治效言，是健胃消炎药。二物合用，调整肠胃，上可治瘩，下可治利，并能消除局部炎灶及充血。芍药弛缓组织，安抚神经，止咳逆，排脓血，治拘挛结实，与苓连合用，有消炎镇痉之特效。鸡子黄，有滋养润滑之功。阿胶，具止血滋阴之效。详本方各药，滋养消炎并重，故其对象为阴虚血热者。凡舌赤脉数小便短少赤混，烦热不得宁睡，或吐血便脓血血淋涩痛，而现阴虚血热之脉证时，皆得与之。其有阴虚而不热，或血热而不虚，便不合拍。故本方都用于病之中期或末期，若始病有此脉证时，必其禀赋体质之偏已。"

138/325 少阴病，咽中伤、生疮，不能语言，声不出者：苦酒汤（110）主之。

【独特经验】唐宗海曰："此生疮，即今之喉痛、喉蛾，肿塞不得出声。今有刀针破之者，有用巴豆烧焦烙之者，皆是攻破之法，使不壅塞也。仲景用生半夏，正是破之也。余亲见治重舌，敷生半夏，立即消破，即知咽喉肿闭，亦能消而破之矣。"

【证方辨择】浅田氏曰："咽痛有轻重，轻者不必肿，重者必大肿，是以咽痛不肿之轻者，为甘草汤。其大肿之重者为桔梗汤。不但肿或涎缠咽中，痛楚不堪者，为半夏散及汤或苦酒汤。"

【独特经验】卢氏讲义："此方余曾变通其法，用之亦效。以生姜半夏圆匀者十四枚，鸡子白一枚，米醋一羹匙，调匀。盛以小瓦器，就炭火上，令微沸，稍置之。去滓，少少含咽之，良验。"

139/370 伤寒、六七日，大下后；寸脉沉而迟，手足厥逆，下部脉不至，咽喉不利，唾脓血，泄利不止者——为难治：麻黄升麻汤（111）主之。

【名家评论】尤在泾曰："伤寒六七日，寒已变热而未实也，乃大下之，阴气遂虚，阳气乃陷，阳气陷，故寸脉沉而迟；阴气虚，故下部脉不至；阴阳并伤，不相顺接，则手足厥逆。而阳邪之入内者，方上淫而下溢，为咽喉不利，为吐脓血，为泄利不止。是阴阳上下并受其病，而虚实冷热，亦复混淆不清矣。是以欲治其阴，必伤其阳，欲补其虚，必碍其实。故曰，此为难治。麻黄升麻汤合补泻寒热为剂，使相助而不相悖，庶几各行其事，而并呈其效。"

【综合检讨】吴氏诠释："本条注解，一以非仲景原文，主张删除，如柯琴、山田正珍及近人陆渊雷、余无言等是。以本证系上热下寒证，阴阳悖逆，证情错杂，故方亦寒热并用，补泻兼施，如喻昌、尤怡、陈念祖等是。就条文言，本证系上热下寒证，其云伤寒六七日大下后，知其为阳明过下，变为厥阴者。其方虽可疑，其证则不可疑。盖本条证由于误下之后，形成上热下寒，虚实互见，证候错杂。脉象寸部沉而迟，下部脉不至，是阳陷于里，郁而不伸之征，非阳虚所致。下后阴阳两伤，阳气并于上，阴液夺于下，故上有咽喉不利，吐脓血之热实证，而下有泄利不止之虚寒证。阴阳之气不相顺接，故手足厥冷。证候寒热错杂，虚实兼见。治寒则遗热，治热则碍寒，补虚则助实，泻实则碍虚：故曰难治。主以麻黄升麻汤，滋养营血，清上温下，调和营卫，发越郁阳；其亦处处俱到之意欤？"

【疑问待决】柯氏来苏："寸脉沉迟，气口平矣。下部脉不至，根本已绝矣。六腑气绝于外者，手足寒。五脏气绝于内者，利下不禁。咽喉不利，水谷之道绝矣，汁液不化，而成脓血，下濡而上逆，此为下厥上竭，阴阳离决之候，生气将绝于内也。麻黄升麻汤，其方味数多而分量轻，重汗散而畏温补，乃后世粗工之伎，必非仲景方也。此证此脉，急用参附以回阳，尚恐不救。以治阳实之品，治亡阳之证；是操戈下石矣，敢望其汗出而愈哉？绝汗出而死，是为可必！乃附其方，以俟识者。"

140/385　热利下重者：白头翁汤主之（112）。

【中西汇通】陆氏今释："热利，谓下利之属于热者，不必指身热，但脉舌腹候有热象者皆是。下重即里急后重也。热、其言性质；利、言其所病；下重、言其证候。凡热利下重之病，今世科学分二种：一为传染性赤痢；一为肠炎。赤痢之病灶常在大肠，而直肠为甚。直肠有病灶，肛门之括约肌挛缩，则令下重。肠炎侵及直肠者，亦令下重。赤痢又分两种：一为细菌性，一为阿米巴性（或称拟足虫性）。二者证候略同，鉴别惟恃验菌。惟阿米巴性者，多为慢性；或初起急剧，而转归亦成慢性。此外又有小儿之疫痢。中医之治疗，不惟其因而惟其证，故不论肠炎赤痢，苟有热象而下重者，白头翁汤悉主之。最近科学家之实验，谓白头翁治阿米巴性赤痢有特效。"

【药理研考】陆氏今释："有人认为积滞不消化为痢疾之重大原因。有无积不成痢之口号；故治痢之方，无有不用大队消导药者。殊不知消化作用，在胃与小肠；果有积滞，其病当在消化管之上部，决不及直肠。痢疾以里急后重为主证，病位在直肠，则攻伐无过而已。白头翁汤无一消导药，但与清热排毒，恰合赤痢及直肠炎之病理。盖古方多由实验，后世多由理想；故古方多暗合病理，后世方多肤廓不中病也。"

【本录参阅】中卷"白头翁证"一案。

【承上启下】以上自第21条至140条所述者，皆属"主方条文"。次节续述"有方条文"100条，乃分为十二目，以补充主方部分未尽之义。如是读法，庶利领受，且便记忆。至于"重编本"中之第四节"其余条文"，容他日另编续述，倘蒙指教，欣感曷似！

第三节 有方条文

（子）桂枝汤类证

141/13　太阳中风：阳浮而阴弱，阳浮者热自发，阴弱者汗自出；啬啬恶寒，淅淅恶风，翕翕发热，鼻鸣干呕者：桂枝汤主之。

【名家注疏】①有方执曰："阳浮而阴弱，乃言脉状，以释缓之义也。《难经》曰'中风之脉，阳浮而滑，阴濡而弱'是也。"②程应旄曰："阴阳以浮沉言，非以尺寸言。观伤寒条，只曰阴阳俱紧，并不着浮字。可见：唯阳浮同于伤寒，故发热同于伤寒；唯阴弱异于伤寒，故汗自出异于伤寒：虚实之辨在此。"

【编者臆说】本条在原本大论中列第13条，紧接桂枝汤方及其煎服法，且前于今列第21条之桂枝汤首证。今乃改列于此，作"有方条文"节之第一条，例非寻常，不无含意，幸读论者一辨之！编者且审本条文理，似属诸乙手笔者，而第21条乃属诸甲手笔者。

142/58　伤寒，发汗已、解；半日许，复烦；脉浮数者，可更发汗：宜桂枝汤。

【编者臆说】本条文中有二发汗，注家每训上一发汗属麻黄汤，下一发汗属桂枝汤，此殆不思之过也！夫麻黄汤称曰发汗，桂枝汤本为解肌，从科学之观点言，固应严格分称。奈《伤寒论》全书之组成，姑依编者愚见，乃包含五分科学，三分哲学，而益以二分文学（容当另篇衍义）者。唯其半属哲学、文学之故，发汗与解肌有时乃悻然借称。本条句尾曰"更发汗宜桂枝汤"，则前此之初发汗亦属桂枝汤无疑。可能邪解半日，复聚而烦，证以脉浮数，自当更与桂枝汤发汗祛邪。经文平实易晓，乃劳注家妙笔添花，是耶非耶？

143/43 太阳病：外证未解，脉浮弱者，当以汗解：宜桂枝汤。

【本条发挥】外证未解者，头项强痛、恶寒、发热诸种病状均在也。如诊其脉非浮紧而但浮弱，可知其非属麻黄汤证。虽汗自出，当与桂枝汤，乃可使得遍体微汗而解。盖桂枝证原有之自汗乃病汗，服药后所得之微汗乃"药汗"。"病汗虽久，不足以去病；药汗瞬时，而功乃大著，此其分也。"（本录上**卷15页**）故本条文曰："当以汗解，宜桂枝汤。" ☞ 详见《经方实验录》第四案之佐景按：桂枝汤证之病汗与药汗辨。

144/45 太阳病：外证未解者，不可下也；下之为逆！欲解外者：宜桂枝汤。

【名家注疏】①金鉴论注："凡表证未解，无论已汗未汗，虽有可下之证，而非在急下例者，均不可下。"②柯氏来苏："外证初起，有麻黄桂枝之分。如当解未解时，惟桂枝汤可用，故桂枝汤为伤寒中风杂病解外之总方。凡脉浮弱，汗自出，而表不解者，咸得而主之也。即阳明病脉迟汗出多者（330条）宜之，太阴病脉浮者（150条）亦宜之。则知诸经外证之虚者，咸得同太阳未解之治法，又可见桂枝汤不专为太阳用矣。"

145/46 太阳病，先发汗不解，而复下之；脉浮者不愈（浮为在外·而反下之·故令不愈·今脉浮·故知在外）；当解其外则愈——宜桂枝汤。

【编者臆说】任何大论注本多将经句衍绎引申，由少化多；似未有试行浓缩经句，由多化少者。有之，其唯本精简读本乎？读者试读本条原有经文全句者一次，续读今经精简之经文而略去夹注者一次，孰者累赘，孰者清澈？勿答自明！

【二条精义】①太阳病、有外证时，当先解外证，宜桂枝汤因而利导之，是为顺。②太阳病、外证未解时，不可下，下之为逆，因药力与体工乃属逆向者。救逆之道，仍宜桂枝汤以解外。③太阳病，先发汗，或发汗不如法，或药力未及量，不解；而复下之后，脉浮者虽不愈，仍可用桂枝汤，解其外而愈。

146/16　太阳病，下之后：其气上冲者，可与桂枝汤（方用前法）**；若不上冲者，不可与之！**

【名家注疏】钱潢曰："太阳中风，外证未解之时，而误下之，则胃气虚损，邪气乘之，当内陷而为痞为结，下陷而成协热下利矣。以下后其气上冲，则知外邪未陷，胸未痞结，当仍从外解，可与桂枝汤，不须加减，悉照前方服法可也。若其气不上冲者，恐下后邪或内入，胃气已伤，有逆变尚未可知，桂枝汤不可与也。姑待其变，然后随证治之可耳。"

147/19　若酒客病，不可与桂枝汤，得之、则呕——以酒客不喜甘故也。

【名家注疏】柯氏来苏："平素好酒，湿热在中，故得甘必呕。仲景用方慎重如此。言外当知有葛根连芩以解肌之法矣。"

【独特经验】陆氏今释："尝治酒客中风，头痛发热，汗出恶风，桂枝证悉具，以本论有酒客不可与桂枝汤之戒，乃书防风苏叶等俗方与之。明日，病如故。因思本论所以禁用桂枝，谓酒客不喜甘故也，桂枝汤之所甘，以有甘草大枣故也，甘草大枣既非桂枝汤之主药，可以斟酌去取，乃于桂枝汤中去草枣，加葛根花枳椇子以解酒，应手而愈。其后又遇酒客中风，问其平日是否不喜甘，乃殊不然，遂用桂枝原方，仍加葛花枳椇子与之，其病亦霍然而愈。又其后遇酒客，则用桂枝原方，不复加味，虽愈期有迟速，从无得之而呕者。因知酒客服桂枝汤而呕者，盖偶然之事，不可执以为当。"

148/21　凡服桂枝汤吐者：其后必吐脓血也！

【名家注疏】①柯氏来苏："桂枝汤不特酒客当禁，凡热淫于内者，用甘温辛热以助其阳，不能解肌，反能涌越热势，所过致伤阳络，则吐脓血可比也。所谓桂枝下咽，阳盛则毙者以此。"②钱潢曰："其后必吐脓血，乃未至，而逆料之词也。此以不受桂枝而知之，非误用桂枝而致之也。"

【独家异见】余无言曰："盖吐脓血者，非胃痈无此症状。因胃内生痈而吐脓血，亦必十余日之久，方有此现象，决未有服桂枝汤而其后吐脓血者也。……不知此吐脓血之脓字乃浓字之误。酒客之胃内黏膜，常有轻度炎证，即胃黏膜中常有红热而肿之情势。因服桂枝汤而吐，且吐之过剧，则必伤胃黏膜，而吐出浓厚之鲜血。此与呕伤胆囊而吐出黄苦水，同一原理也。"

149/246　阳明病：脉迟，汗出多，而微恶寒者——表未解也——可发汗：宜桂枝汤。

【本条精义】脉迟为阳明大承气证，汗出多为二阳共有之证，微恶寒为太阳未解，不言发热者省文也，故注家以本条为太阳阳明并病。只以表未解不可攻里，故先予桂枝汤解表，表解续用承气攻里，此定法也。

150/288　太阴病：脉浮者，可发汗：宜桂枝汤。

【异说并列】①金鉴论注："即有吐利不食腹满时痛一二证，其脉不沉而浮，便可以桂枝发汗，先解其外。俟外解已，再调其内可也。"②山田集成："此太阳太阴合病，以内寒不甚，故先治其表。若至于下利清谷，宜先救其里，而后解其表也。"③陆氏今释："舒氏主理中加桂枝（即桂枝人参汤耳）所见独是。又案，此条殆亦热论家之遗文耶？因热论之太阴即本论之阳明，本论阳明病有表证时，用桂枝汤为正法也。"

151/402 吐利止，而身痛不休者，当消息和解其外：宜桂枝汤小和之。

【章节编列】本条原列"辨霍乱病脉证并治"篇，今从"桂枝汤类证"改列于此者。

【名家注疏】《伤寒论新释》·陈继文曰："吐利止，里已和也，身痛不休者，表未和也，当消息和解其外。消息犹言斟酌也，视其病之轻重，及其痛之因于正虚者若何，因于余邪未尽者若何，以定药量之轻重。桂枝汤有和荣卫解外邪之功，故宜之。惟吐利初止，但以小剂和之。表和则痛止，勿令过量，以免又汗出重虚其阳也。"

152/293 太阴为病，脉弱，其人续自便利；设当行大黄芍药者，宜减之——以其人胃气弱，易动故也。

【独家异见】陆氏今释："太阴篇文简而方证少，非太阴病证本少也。其主方理中汤丸在霍乱篇中，而《金匮要略》腹满寒疝呕吐下利诸篇中之虚寒证，皆太阴也。盖伤寒阴证、本只少阴一种，必欲成六经之数而分为三阴，故勉强足之以厥阴之案凑，太阴之杂病。太阴既是杂病，则伤寒之部不得不略耳。"

（丑）麻黄汤类证

153/56 伤寒：脉浮；不发汗、因致衄血——麻黄汤主之。

【句读推敲】读者请一注意本条"麻黄汤"上之标点，可能得到推敲之奇趣！今"麻黄汤"上作"——"，初版上却作"："，编者敢认今是而昨非也！所谓昨非者，认衄血之后，可用麻黄汤救逆。所谓今是者，认"脉浮紧·麻黄汤主之·不发汗·因致衄者"也。本条最易引致疏忽，随可造成误解。注家误解之后，不觉幻出新奇错觉。若所谓"点滴不成流"者，即其最佳代表也。

【名家注疏】成氏明理："伤寒脉浮紧，邪在表也，当与麻黄汤发汗。若不发汗，则邪无从出，壅甚于经，迫血妄行，因致衄也。"编者叹成氏不肯加

"衄乃解"三字，于是见其既拘谨，却又可敬！

【名家评论】柯氏来苏："脉紧无汗者，当用麻黄汤发汗，则阳气得泄，阴血不伤：所谓夺汗者无血也。不发汗，阳气内扰，阳络伤则衄血，是夺血者无汗也。若用麻黄汤再汗，液脱则毙矣！言不发汗因致衄，岂有因致衄更发汗之理乎？观少阴病无汗而强发之，则血从口鼻而出，或从目出，能不惧哉？愚故亟为校正，恐误人者多耳。"编者今采"特定标点符号"，而用此"单折号"，似已可收校正之实益，而又省却搬句之烦琐，故愿吁吾读者：于此新标点符号宜三致意也。又按本节柯氏评论，适如老吏判案：句句有根，字字得力，更加引经据典触类旁征，少许胜人多许，读后令人折服！

【编者臆说】大论原采条文体，喜将主方安在逐条尾句，甚至应在条之中部叙述者，亦每被移诸条尾。此种笔法向之专名，前人有称作"倒句法"，似殊不足以当之。窃敢杜撰一名，曰"主方压句"，姑仿"主将压阵"之意云尔。本条亦因"主方压句"之故，每令注家误解。至于前述大承气汤主条之"主方压句"，意因无人能领会全条文义，以致造成千古误解，曷甚叹息！今幸冰释，引以自慰。如仍有读者保持疑问，欢迎专函互讨，求明圣道！

【难题趣辩】察麻黄汤类最末一首方为麻杏甘石汤，此汤试与麻黄汤对照，适处相反之地位。因二汤同由四味药相成，内有三味相同，所余不同之一味，一为桂汤，一为石膏故也。本录上卷**第88页** 详见《经方实验录》第24案之佐景按，以及第28案之佐景又按。畅述其义，颇见趣辩。不特此也，麻杏甘石汤实含辛凉甘润法，为后世温热首方所从出之真祖，同卷**第96页**列有一表，详表源流，可令读者哑然失笑！

154/47 **太阳病：脉浮紧，无汗，发热，身体疼痛；八九日、不解，表证仍在；此当发其汗——服药已，微除，其人发烦，目暝，剧者必衄，衄乃解**（所以然者·阳气重故也）**——麻黄汤主之。**

【句读推敲】①"麻黄汤主之"句原在"发其汗"下，因"主方压句法"移尾。②复折号"——"之功用略同正弧"（ ）"，试将整个弧号连内容视同移去，则"麻黄汤主之"句仍可紧接"发其汗"。观此，足证标点符号运用之妙。

【名家注疏】柯氏来苏："脉证同大青龙而异者，外不恶寒，内不烦躁耳。发于阳者七日愈。八九日不解，其人阳气重可知。然脉紧无汗，发热身疼，麻黄证未罢。仍与麻黄，只微除在表之风寒，而不解内扰之阳气。其人发烦目瞑，见不堪之状可知。阳络受伤，必逼血上行而衄矣。血之与汗，异名同类。不得汗，必得血；不从汗解，而从衄解。此与热结膀胱，血自下者，同一局也。"

【本证病理】病证较重者服相当方剂后，每起特殊反应。书曰：若药不瞑眩，厥疾不瘳。意谓体工得药力之助，常起剧烈反应，以消解或驱除病毒所导致之特异现象。本条所称发烦、目瞑、剧者必衄，是其例也。

155/37　太阳与阳明合病，喘而胸满者——不可下：宜麻黄汤。

【本条精义】喘而胸满者，阳气不宜发，壅而逆也。胸满非里实，故不可下。虽见阳明，然与太阳合病，仍为属表，故宜麻黄汤治喘宽满。

156/247　阳明病：脉浮，无汗、而喘者：发汗则愈——宜麻黄汤。

【本条精义】脉浮无汗而喘，全属麻黄汤见证，故宜予麻黄汤发汗则愈，虽并见阳明病，无伤也已。

（寅）白虎汤类证

157/363　伤寒，脉滑而厥者——里有热也：白虎汤主之。

【证方辨择】金鉴论曰："伤寒脉微细，身无热，小便清白而厥者，是寒虚厥也，当温之。脉乍紧，身无热，胸满而烦厥者，是寒实厥也，当温之。脉实，大小便闭，腹满硬痛而厥者，热实而厥也，当下之。今脉滑而厥，滑为阳脉，里热可知，然内无腹满痛不大便之证，是虽有热而里未实，不可下而可清，故以白虎汤主之。"

158/232　三阳合病：腹满，身重、难以转侧，口中不仁，而面垢，谵语，遗尿；发汗、则谵语甚；下之、则额上生汗，手足逆冷，若自汗出者：白虎汤主之。

【名家评论】《伤寒辑义》按：恽铁樵曰："此章下之则额上生汗，手足逆冷，即阴争于内阳扰于外。先见额汗，次见肢冷。至见肢冷，即不止额上有汗，实是阳破阴消，大危之候，法当回阳救逆。此必白虎证误用大承气乃致此，否则不尔也。王海藏谓病有本是阳证，因下之过当，必须有附子挽救者即此。头汗有两种，里热炽盛，郁不得达，则蒸蒸然头汗，其病遍身暵燥壮热，但头有汗，亦为难治。若头汗而手足逆冷，遍身津润，则非大剂回阳不可。虽舌色焦枯，亦属假象，皆上下不能相互维系之证据。其里热盛炽者，亦非一清可以济事，必须推求所以致此之由。例如病属痧子不得出，则当达其痧子。病属暑温，则当解暑。所谓活法在人也。《伤寒论》文字古而简，而其所包孕之意义广而活。仅就字面求之，执极简之经文以治病，鲜有不败事者。谬谓古法不适用于今病，宁不冤哉？"

【独家异见】曹氏发微：主张订正原文"三阳合病"句作"阳明病"："此条为阳明经证，发端'三阳合病'四字，当在后文脉浮而紧条，传写之倒误也。夫脉浮紧属太阳，咽燥口苦属少阳，不恶寒反恶热属阳明。此三者，皆三阳篇提纲，固当为三阳合病。本条则无主，可知历来注释家，望文生训，皆瞽说也……湿热内蕴，上冒咽喉而出，则口中糜碎，舌苔干腻而厚，至不能辨五味，下逼于肾膀，则小溲不禁。此时若发其汗，则胃中燥热上攻脑部，必至心神恍惚，发为谵语。若用硝黄以下之，则浮热上冒阳明经脉入脑之处，而颡上生汗。颡上者，阙上也。阳明胃中燥实，则阙上痛。故误下后，浮热上冒，则阙上生汗。脾主四肢，胃亦主四肢，误下后脾胃阳虚，故手足逆冷。故欲救谵语之逆，宜小承气；欲救四肢逆冷，宜四逆理中。盖此证不当急治，必待自汗出，然后用白虎汤泄肌理之湿，俾从汗解。此亦有潮热乃可攻里之例也。愚按：面垢下谵语字亦为衍文。若本有谵语，下文发汗则谵语，当作何解乎？"

159/235·178 伤寒，脉浮，发热，无汗，其表不解者，不可与白虎汤。(一) 」渴欲饮水，无表证者：白虎加参汤主之。(二) 」若渴欲饮水，口干舌燥者：白虎加参汤主之。(三) 」

【名家评论】陆氏今释："脉浮发热而无汗，则未至可清之候，故不可与白虎汤。所以不可清，恐其抑阻抗毒力之产生也。表不解，谓有恶寒头痛身疼等证也。此处戒人不可与白虎汤，必有疑似白虎证而误与者，殆以其人烦渴之故。然烦渴无汗，表不解者，是大青龙证，非白虎证。必也渴欲饮水而无表证者，然后可与白虎；又加心下痞硬者，然后可与白虎加人参汤。《伤寒类方》云：无汗二字，最为白虎所忌。"

160/177 伤寒：无大热，口燥渴，心烦，背微恶寒者：白虎加参汤主之。

【编者臆说】本条之微恶寒，应予研讨。假使其背微恶寒为兼有太阳之表证，则《金匮》中之白虎加桂枝汤实较白虎加参汤尤宜。本录中卷第41案，当年曹师颖甫讲授自身患恙，服白虎汤加桂枝法获愈详情，大可一阅。其证"病反加剧，汗出，热不清，而恶寒无已……每小便，辄血出，作殷红色，且觉头痛"云云。本汤有石膏治其内蕴之暑火，桂枝解其表束之微寒；表里并顾，故能速效。惜加桂汤在大论未见，至《金匮》温疟篇方及之。好在《伤寒》《金匮》原属一家，故用方应目巧选！

（卯）承气汤类证

161/71 发汗后，恶寒者——虚故也。不恶寒，但恶热者——实也——当和胃气：与调胃承气汤。

【东医说论】山田集成："阳明篇于小承气汤条，称和者四条矣，此条亦被称和胃气，即可作小承气汤者是，而作调胃承气之非矣。调胃承气本为吐下后胃气不调者而设。此条不经吐下，胃气无伤，甘草遂属无用。"

162/98　太阳病、未解，脉阴阳俱微，必先振栗，汗出而解。但阳脉微者，先汗出而解；但阴脉微者，下之而解。若欲下之：宜调胃承气汤。

【脉理精微】曹氏发微："脉阴阳俱停，不可通。停实微字之误，玩下文但阳脉微，但阴脉微两层，其误自见。按脉法云'脉微而解者，必大汗出。'又：'脉浮而紧，按之反芤，此为本虚，当战而汗出也。'浮紧为太阳本脉，芤则为营气微，微则血中热度不高，阳热为表寒所郁，不能外达，必待正与邪争而见寒战，乃能汗出而愈。脉阴阳俱微者，气血俱微，即脉法所谓本虚也。至如但阳脉微者，阴液充足，易于蒸化成汗，故先汗出而解。但阴脉微者，津液不足，中脘易于化燥，故下之而解也。"（编者注："脉阴阳俱微"原文作"脉阴阳俱停"，参阅重篇本第50页。）

163/111　伤寒，十三日、不解，过经、谵语者——以有热也——当以汤下之。若小便利者，大便当硬；而反下利，脉调和者——知医以丸药下之，非其治也！若自下利者，脉当微厥；今反和者——此为内实也：调胃承气汤主之。

【条文关连】可与第81条比照互参。

【脉理精微】吴氏诠释："厥，病候，不能释为脉象。考各家脉书，亦并无厥脉，其不同解释有三：①成无己、程应旄、刘栋、中西惟忠等，皆释为脉微而手足厥冷，汪琥、张志聪从其说。②张锡驹曰："若胃气虚寒而自利者，脉当微厥。厥者，脉来初大，渐渐小，更来渐大。"钱潢曰："微厥者，忽见微细也。微厥则正气虚衰，真阳欲亡，乃虚寒之脉证。"意与锡驹同。③山田集成："微厥，当作微结，因声近而讹。结者，脉之名，即脉动之忽有断绝者；谓之结者，以如一直线，其中忽有交结之处也。炙甘草汤条、结代之结，抵当汤条、沉结之结，皆同。微结者、谓微弱而结代。"

【本条精义】张志聪："此言病气已入阳明胃腑，无分便硬自利，审为实热之证者，俱可从乎下解也。伤寒十三日不解，过阳明经而谵语者，以内有热也，当以汤药下之。若小便利者，津液下注，大便当硬，内热而燥，汤药下之可也。若过经谵语而反下利，脉调和者，知医以丸药下之。夫丸缓留中，徒伤胃气，非其治也。若自下利而涉于里阴者，其脉当微，手足当厥。今反调和者，此为阳明内实，而腐秽当下也，调胃承气汤主之。"

164/388 下利，谵语者——有燥屎也：宜小承气汤。

【本条精义】金鉴论注："下利里虚，谵语里实，若脉滑大，证兼里急，知其中必有宿食也。其下利之物，又必黏稠臭秽，知热于宿食，合而为之也。此可决其有燥屎也，宜以小承气汤下之。于此推之，可知大便不在硬与不硬，而在里之急与不急，便之臭与不臭也。"

165/227 阳明病：谵语，发潮热，脉滑而急者：小承气汤主之。因承气汤一升，腹中转气者，更服一升，若不转气者，勿更与之。明日又不大便，脉反微涩者——里虚也，为难治——不可更与承气汤也！

【本条精义】尤在泾曰："谵语发潮热，胃实之征也，脉滑而疾，则与滑而实者差异矣，故不与大承气而与小承气也。若服一升而转气者，知有燥屎在胃中，可更服一升；若不转气者，此必初硬后溏，不可更与服之意也。乃明日不大便而脉反微，则邪气未去，而正气先衰，补则碍邪，攻则伤正，故曰难治。便虽未通，岂可以承气攻之哉？"

【脉理精微】丹波元简曰："案疾者，乃数之甚也，故脉经脉诀，并不别举之。吴山甫云：'疾，即数也。所谓躁者，亦疾也。所谓快者，亦疾也。'考《伤寒论》，脉若静者，为不传；脉数急者，为传。躁乃静止反，云躁亦疾也者，固是也。"

166/230 汗出，谵语者——以有燥屎在胃中——此为□也：须下之（过经乃可下之）。下之若早，语言必乱——以表虚里实故也。下之则愈——宜大承气汤。

【空格选填】空格处原作"风"，山田集成主作"实"，下详。

【名家评论】陆氏今释："'此为'至'故也'二十八字，盖后人旁注，传写误入正文，当删。汗出不恶寒，为阳明证。且谵语、为胃有燥屎之证。言阳明病，有燥屎，下之则愈，宜大承气汤，经文本自明白晓畅。成氏徐氏辈顺文顺说，乃以汗出为表证，牵合此为风也之句。夫中风风温，固以汗出得名。然本篇云：阳明病，脉迟，虽汗出，不恶寒者云云，可攻里也（221条）。阳明病，发热，汗多者，急下之（172条）。今以汗出为表证之风，未可下。则可攻之汗出，急下之汗多，与表证之汗出，将何以异乎？"

【名家评论】山田集成："'风'当作'实'，传写之误也。本篇有之：大便难，身微热者，此为实也，急下之，宜承气汤。《辨可下篇》亦言：病腹中满痛者，此为实也，当下之，宜大承气汤是也。魏荔彤以《内经》肠风胃气，牵强立论，可谓妄也。'下之若早，语言必乱'八字，错简也，当在宜大承气汤句下始合。言汗出谵语者，此燥屎在胃中，为实也，须下之。虽然，表证未尽解者，不可下之。过经，谓表解也。邪气去表入里，是以表虚里实也。惟其表虚里实，故下之则愈，宜大承气汤。下之若早，语言必乱，以表未虚里实故也。虚实二字当作邪气之去来看焉。再按：魏荔彤过经解曰，过经者，去经入腑也。不知柴胡条，亦有称过经者矣。"

167/233　二阳并病，太阳证罢：但发潮热，手足漐漐汗出，大便难而谵语者：下之则愈——宜大承气汤。

【名家注疏】成氏明理："本太阳病，并于阳明，名曰并病。太阳证罢，是无表证。但发潮热，是热并阳明。一身汗出为热越，今手足漐漐汗出，是热聚于胃也，必大便难而谵语。经曰：手足濈然汗出者，必大便已硬也，与大承气汤，以下胃中实热。"

168/250　阳明病，下之，心中懊憹而烦，胃中有燥屎者：可攻。其人腹微满，初头硬，后必溏，不可攻之。若有燥屎者：宜大承气汤。

【本条精义】吴氏诠释："阳明病下后，心中懊憹而烦，是药不胜病，邪未尽除，可以栀豉汤荡涤胸中烦热。若胃中有燥屎未去，此热实于里，仍宜大承气汤攻下实邪。若大便初头硬后必溏者，热而未实，邪未结则不可攻。误施攻下，则必腹满不能食。柯氏主以栀子厚朴汤，可斟酌用之。"

169/253 大下后，六七日、不大便，烦不解，腹满痛者——此有燥屎也（所以然者·本有宿食故也）：宜大承气汤。

【名家注疏】程应旄曰："烦不解，指大下后之证。腹满痛，指六七日不大便后之证。从前宿食，经大下栖泊于大肠曲折之处。胃中尚有此，故烦不解。久则宿食结成燥屎，挡住去路。新食所生之浊秽，总蓄于腹，故满痛。下后亡津，亦能食而不大便，然烦有解时，腹满不痛可验。"

170/254 病人小便不利，大便乍难乍易，时有微热，喘、冒、不能卧者——有燥屎也：宜大承气汤。

【名家评论】钱潢曰："凡小便不利，皆由三焦不运，气化不利所致。惟此条小便不利，则不然。因肠胃壅塞，大气不行，热邪内瘀，津液枯燥，故清道皆混也。乍难，大便燥结也。乍易，旁流时出也。时有微热，潮热之余也。喘者，中满而气急也。冒者，热邪不得下泄，气蒸而郁冒也。胃邪实满，喘冒不宁，故不得卧。经所谓：胃不和，则卧不安也。若验之舌苔黄黑，按之痛，而脉实大者，有燥屎在内故也，宜大承气汤。"

171/265 伤寒、六七日，目中不了了，睛不和，无表里证，大便难，身微热者——此为实也——急下之：宜大承气汤。

【中西汇通】吴氏诠释："伤寒六七日，目中不了了，睛不和，即两目昏暗，视物不明，得病不久，即见此象，是肠胃积热，上攻于脑，传于视神经。盖目中不了了，睛不和者，脑病之外候也。脑神经纤维出于后脑之下面者，计十二对。其系于目睛者四对：谓之视神经、动眼神经、滑车神经、外展神经。故脑病之外候，常见于目。古人不知神经系统病，但见睛不和之多为危候。推源其故，乃谓五脏六腑之精，皆上注于目。《素问》'阳明主内·其脉夹鼻络于目'，《灵枢》：'足阳明之脉·上循咽出于口·还系目系·合于阳明也'又'足阳明之筋，其支者上颈上侠口，合于烦，下结于鼻，上合于太阳，太阳为目上纲，阳明为目下纲。'故肠胃热实，血枯津润，在里之积热，不能蒸发于外，循上行神经，而达于头目。无表里证者，谓无恶寒发热头项强等表证，无腹满便秘潮热谵语等里证。身有微热者，以热结于里，往往表热甚微。如热结胸证，往往手足发冷。盖邪结于里，外证虽不剧，内实势已迫，故急下去其热结，以病入于脑，治不易缓。"

【编者臆说】本条中"目中不了了，睛不和"八字，表明病已越肠入脑，发生脑症状。今宜大承气汤急下之，似是不得已中之借治追治之法。倘有治脑症状之专方，足称"主之"者出现，不更受万分之欢迎，并值得万众之欢呼乎？

172/266 阳明病，发热，汗出多者——急下之：宜大承气汤。

【名家注疏】①钱潢曰："潮热自汗，阳明胃实之本证也。此曰汗多，非复阳明自汗可比矣。里热炽盛之极，津液泄尽，故当急下，然必以脉证参之。若邪气在经，而发热汗多，胃邪未实，舌苔未干厚黄黑者，未可下也。"②程应旄曰："发热而复汗多，阳气大蒸于外，虑阴液暴亡于中，虽无内实之兼证，宜急下之以大承气汤矣。此等之下，皆为救阴而设，不在夺实。夺实之下可缓，救阴之下不可缓。不急下，防成五实。经曰'五实者死'。"

【编者臆说】本条之着眼点，应在"汗多者"三字。汗多伤津，可令阴虚。《伤寒例》曰："夫阳盛阴虚，汗之则死，下之则愈。"今宜大承气汤急下之，不亦符乎？

173/267 发汗、不解，腹满痛者——急下之：宜大承气汤。

【本条发挥】吴氏诠释："病在太阳，发汗则邪去正安。病在阳明，发汗则津伤而热邪更炽。发汗而病不解，其非表邪可知。汗伤阴液，热邪更盛，与糟粕相结而成燥屎，阻梗肠中，气机窒塞，故腹满而痛。以其满而又痛，与腹微满、腹胀满等之满而不痛有别，判其为燥屎内结，宜以大承气汤急下，去其结聚。"

【编者臆说】前169条，但腹满痛，已宜大承气汤，今在发汗伤津，又令阴虚，又不解之后，见腹满痛，乃宜大承气汤急下之，不亦更符乎？

174/333　少阴病，得之二三日，口燥咽干者——急下之：宜大承气汤。

【难题趣辩】陆氏今释："少阴篇用大承气汤急下者三条，其病皆是阳明，非少阴也。旧注多以为少阴复转阳明，盖即所谓'中阴溜府'之病。然既转阳明，则明称阳明可矣。若以其自少阴转来，仍称少阴，则太阳少阳之转入阳明者，仍称之为太阳少阳可乎？其为阳明篇错简可知！盖阳明下证，有酷似少阴者。医者遇此，常迷惑失措。今参以腹证，则确然易知。又，口燥咽干一证，未可据以急下，必别有可下之脉证腹候，兼见口燥咽干，则津液将竭，常急下存阴耳。以下二条仿此。"

175/334　少阴病，自利清水，色纯青，心下必痛，口干燥者——急下之，宜大承气汤。

【东医考据】山田集成："清，圊也。清水，犹言下水，与清谷，清便，清血，清脓血之清同，非清浊之清也。若是清浊之清，则其色当清白，而不当纯青也。注家皆以为清浊之清，非也。心下痛，似结胸而非结胸。盖彼有硬痛，而此无硬痛，其别可知也。"

176/335　少阴病，六七日，腹胀、不大便者——急下之：宜大承气汤。

【难题趣辩】《伤寒辑义按》，恽铁樵曰："以上三条，均不可为训。冠以少阴，阴证而用大承气；病是少阴，药是阳明。注家虽疑之，不敢非之，曲为之说。本文又极简单，无可依据，仍依据注家之曲说，于是矛盾百出，而少阴病，乃不可识矣。注家皆言每条冠以少阴病三字，便有但欲寐，脉沉细在内。今欲用大承气汤于此等见证，则何以自解于阳明腑证？如云少阴亦有大实证，则何以自解于篇首提纲？故鄙意，少阴病，而云急下之，宜大承气，简直不通之论。仲景于阳明证而用大承气，先之以调胃，继之以小承气。转矢气者可下，否则不可下。燥屎者可下，先硬后溏不可下。有许多审慎之表示。今于少阴证，仅云急下之，宜大承气，无乃太简乎？故仅仅以阳明腑证为比例，于辞气间求之，已可知此条不可为训。五谷不熟，不如荑稗。读《伤寒论》而盲从注家之言，可以杀人如草。反不如向《验方新编》《汤头歌诀》中讨生活者！"

【综合检讨】卢氏讲义："少阴三急下，千载疑案。然核以六经病例，阴证当温不当下，犹之阳证宜清不宜温。若谓阴证有可下者，将谓阳证亦有可温者乎。假使阴证可下，阳证可温，不特六经病例支离破碎，一切治疗法则，亦将根本动摇矣。今考第一条：口燥咽干。第二条：自利清水，色纯青，心下必痛，口干燥。第三条：腹胀不大便，皆云急下。则其口燥咽干，必燥之极。心下痛，必痛之极。而首条二三日，三条六七日，为日尚浅，为势已亟，所以须急下乎？

三急下证候，与阳明腑实燥屎为害，不尽相符。腹胀不大便，有相似处，口燥咽干，则非必须急下之证。至自利清水，色纯青，心下必痛，亦未尝见于阳明篇。是注家指以为阳明错简，亦殊无确据矣。以愚意言之，阳明腑证，责在燥屎，病源是热盛、肠胃燥实。证候为潮热、蒸汗、谵语、腹坚、大便硬、转矢气。此三条证候、则不专属燥屎，而以属毒素作用强烈，体工反应急剧者为多。（西籍之疫痢，中医之奇恒痢，由于毒素强烈，伤人至速。张隐庵、陈修园曾论及之。其治法以排毒下夺为主，并不着重燥屎与否。）

尝考《金匮》杂疗门附方：三物备急丸，药用大黄干姜巴豆，治若中客忤，心腹胀满，卒痛如锥刺，气急口噤，停尸卒死。《外台》走马汤，药用巴豆杏仁，主治中恶、心腹胀满，大便不通，通治飞尸鬼击，病此皆恶毒所干，病势急剧，故以峻烈之药急攻之，原不在于燥屎否也。三急下，既属伤寒热病范围，硝黄枳朴之峻攻，当然以热实为根据。与备急丸，走马汤等之用巴豆干姜，寒热虽殊，原则无异。要之口干舌燥须急下者，必有不得不下之势。腹胀不大便，亦必有不得不下之势，此皆可以意会而得。所谓不得不下，在习知六经治例者，胸中自有定见。

至于自利清水，色纯青，心下必痛，当为胃神经紧张，筋肉痉挛，胆囊延续收缩，胆汁源源注入十二指肠。同时肠蠕动增速，肠分泌旺盛，与胆汁混合，排出体外。故水液注下，无糟粕相杂，而成热结旁流之势。凡旁流，所下都属污水恶液，若混杂胆汁，则现绿色。连投承气，渐下胶黏秽物，更有杂以燥屎者。毒害物尽去，然后利止而安。是知旁流，即为驱逐燥屎之反应现象。燥屎去，旁流自止。则承气急下，未尝不关燥屎。但既下清水，心下痛，毒素之激刺、体工之反应、特别强烈；即不关燥屎，亦非急下不可。是知此三急下：其性质是进行的，其机能是亢奋的。以旧说解之，是为阳证实证。审如是，以六经病例言之，当属阳明，不属少阴。条首冠以少阴病句，实误，不可从也！"

【编者臆说】合观以上三条，又是三个属于少阴病之"急下之"。此三条向被称为"千载疑案"，今经恽氏、陆氏、卢氏诸贤长篇发挥，淋漓尽致，可谓见仁见智，各有千秋。足见医学上之难题，实富研究价值。姑容补充拙见如次：

卢说此三条症状，属于毒素作用强烈，体工反应急剧者为多。其治法以排毒下毒为主，并不着重燥屎与否，此言得之。又说明"自利清水，色纯青，心下必痛"之病理，尤属明确。大概患者平素心脑虚弱，极易受毒素之侵袭，致有威胁生命之危机。此时病势，可说近似"越阳明，窜少阴"。一时又乏的当专方，只得仍用大承气（应早用而未用）解毒逐秽，仿佛是"借承气，追逸邪"。病势既然危殆，施治乃须迅急。况明知"服此或有生望，除此别无他法"，故三条皆曰"宜大承气汤"，而不曰"大承气汤主之"。盖借治之方，原难望其十全也。《名医类案》云："孙兆治窦太郎，患伤寒经十余日，口燥舌干而渴，心中痛，自利清水。众医皆相守，但调理耳，汗下皆所不敢……孙曰：明日即已不可下，今日正当下。遂投以小承气汤，大便通，得睡，明日平复。"古人岂欺吾哉？陆九芝曰：阳明无死证，信然。反之，少阴乃多死证，为其衰弱之心脑难御凶恶之邪毒故也。夫少阴原为阴寒当温之病，然病有例外或变局，今三条所显者悉是也。谁能限其不变，或不许其例外者乎？由此言之，古注家谓每条冠有少阴病三字，便含有脉微细但欲寐之意者，实未有误。诚以脉微细为心弱之外证，但欲寐属脑虚之表现。试更究其心脑虚弱之因，则津伤阴虚是也，与各条前注适可相合。近世注家或谓此三条乃《内经》热论之言，然热论谓五日入少阴，今三条之日期为二三日及六七日，并不相符，故不必强责为热论家之言也。甚者，或斥之不足为训，抑何狭见若是？诚能指认大承气汤并不合度，何不别创新方主之？果能一剂知二剂已，则众将尊为今日之仲景矣，岂不美哉？为求忠于读者，不得不略陈固陋，非敢与往哲时贤争一日之短长也！

177/269·376 少阴负趺阳者，为顺也。㈠」阳明少阳合病，必下利；其脉不负者，为顺也（负者失也·互相贼克·名为负也）。㈡」若脉滑而数者——有宿食也——当下之：宜大承气汤。

【中西汇通】卢氏讲义："论中合病并病各条，核以事实，殊多牴牾，当存而不论。此条意义，在下利脉滑数者有宿食，宜以大承气汤下之，本甚明白，何须生出许多议论。注家随意翻澜，皆徒乱人意耳。使果出仲师，亦宁阙疑，何况顺负克贼，非经方家之言乎。惟宿食下利，确为事实。盖食物不消，即为腐败发酵之毒害物，激刺肠黏膜，引起反射作用，使肠蠕动分泌增加以驱逐内容物，故起下利。此之下利，由于肠管之自然驱逐作用所表现。惟其驱逐作用，不易达到目的，故一方宿食依然停积，一方则继续下利。其所下者，大多属胶黏水样秽物，少见粪便。论中大便乍难乍易，热结旁流皆其证也。是以宿食不去，利必不止。西法于下利之初，先投下剂，盖深知此理也。"

178/268 腹满不减，减不足言——当下之：宜大承气汤。

【本条发挥】吴氏诠释："腹满是承气汤主证之一，但应于虚证腹满鉴别。太阴虚寒腹满，里无实邪，其腹满，常有缓解之时。而本证腹满，乃里有燥屎，为有形实邪，腹满无减轻时。所谓腹满不减，减不足言，乃里实腹满之特征，同时为辨证施治之要点。"

【证状详解】喻昌曰："减不足言四字，形容腹满如绘，见满至十分，即减去一二分，不足杀其势也。"

179/133 太阳病：身黄，脉沉结、少腹硬（小便不利者·为无血也），小便自利，其人如狂者——血证谛也：抵当汤主之。

【中西汇通】卢氏讲义："此血液毒，热实而血瘀，所谓蓄血发黄者也。凡中毒，及诸急性传染病，常使多量赤血球崩坏，血色素析出，浸润全体组织间而发黄疸。此为血液化学成分变化所致，故亦曰化学性黄疸。凡脓毒症，败血症，黄热，肠窒扶斯，肺炎，猩红热等，常并发之，不过色度深浅而已。若兼肝细胞阻凝，起自家中毒，作用于脑中枢，引起剧烈之头痛谵语发狂，痉挛抽搐者，每易伤命。此条身黄如狂，颇相类似。然此着重在热实而血瘀，见瘀热证候。故以脉沉结，小便自利，与其人若狂，为抵当的证。但得瘀热去，黄当自退。其或小腹满小便不利，无其他恶证者，大多属于加答儿黄疸，非热性血瘀之抵当证。故曰为无血也。成氏曰：身黄脉沉结，小便不利者，胃热发黄也，可与茵陈蒿汤。身黄脉沉结，小腹满，小便自利者，其人如狂者，非胃中瘀热，乃为热在下焦而蓄血也，与抵当汤。此蓄血发黄，自与寻常黄疸不同也。

黄疸之主要证候，以皮肤黏膜与尿之变化为特征。皮肤，眼球巩膜，口唇口腔黏膜，均现黄色。尿呈暗褐，或暗黄色，比重大而混浊，因尿中含有胆色素之故。惟寻常黄疸，由于胆汁不能输入十二指肠，食物中脂肪类，不能消化。粪便中缺少胆色素，粪色带灰白，状如黏土。故其治法，首在二便通利，是炎灶消散，胆汁能如常排出，其病自愈。惟此化学性黄疸，胆汁仍可如常注入十二指肠，尿中亦不一定含有胆色素。故粪不变色，尿亦如常。病源既异，治法亦当然不同也。"

180/249　阳明病，其人喜忘者，必有蓄血（所以然者·本有久瘀血·故令喜忘）；屎虽硬，大便反易，其色必黑者：抵当汤主之。

【中西汇通】陆氏今释："喜忘与发狂（64条）如狂（163条·179条），皆是知觉神经之病证。瘀血而致死，殆因自家中毒，及大脑血管之栓塞。瘀血有沉降之性，其入于肠也，常在结肠下端，附近直肠之处。此处已无吸收能力，故瘀血中之脂肪蛋白质纤维素血球等，附着于粪便之外，遂令大便胶黏而黑色。山田氏并删大便反易数句，非也。"

【独家异见】曹氏发微：主张订正原文"喜忘"作"善忘"："吴江徐鹿萍有言，忘当为妄字之误。喜为有意，忘为无心，以有意作无心之事，此为理之所必无，则喜忘二字，正不可通，是也。然予犹嫌其佐证之不足也。凡病蓄血者必发狂：太阳篇，太阳病不解，热结膀胱，其人如狂，血自下，下者愈。又云：太阳病，表证仍在，脉微而沉，反不结胸，其人发狂者，以热在下焦，少腹当硬满，小便自利者，下血乃愈。一为桃核承气证，一为抵挡汤证，皆明言发狂。然则喜忘者，发狂之变文。今人于妄自尊大无故怒詈者谓之狂妄，足为旁证。独怪张隐庵本改上喜忘为善忘，陈修园浅注并改之，真误人不浅也。予每见老人血衰，或刻意读书，心营虚耗，则必有善忘之证，蓄血不在此例。又况太阳蓄血，尚有发狂之变，岂有阳燥热而反安静者乎？盖即《灵枢·本神篇》所谓狂妄不精也。盖血结于下，脑部神魂不清，故语言动作多狂妄，此正与夜则谵语之蓄血证同例。但验其大便色黑而硬者，即当用抵挡汤以下之，但令浊瘀速去，则神魂清狂妄止矣。"

（辰）栀豉汤类证

181/81　发汗，若下之；而烦热，胸中窒者：栀子豉汤主之。

【名家注疏】①成氏明理："烦热与发热，若同而异也。发热者，怫怫然发于肌表，有时而已者，是也。烦者为烦而热，无时而歇者，是也。二者均是表热，而烦热为热所烦，非若发热之时烦时止也。"②张锡驹曰："窒，窒凝而不通也，热不为汗下而解，故烦热，热不解而留于胸中，故窒塞而不通也，亦宜栀豉汤，升降上下，而胸中自通矣。"③方有执曰："窒者，邪热壅滞窒塞，未至于痛，而比痛较轻也。"④陆氏今释："栀豉诸汤、能治轻证噎膈，可知胸中窒即指噎膈，所谓食管狭病（食道癌初期）也。阳明篇，心中懊恼，饥不能食，亦是此证。"

182/85　凡用栀子汤：病人旧有微溏者，不可与服之！

【名家注疏】①成氏明理："病人旧有微溏者，里虚而寒在下也，虽烦而非蕴热，故不可与栀豉汤。《内经》曰：'先泄而后生他病者，治其本，必且调之，后乃治其他病。'"②程应旄曰："凡治上焦之病者，辄当顾中下。栀子为苦寒之品，病人今受燥邪，不必究其溏否，但旧微溏者，便知中禀素寒，三焦不足。栀子之苦，虽去得上焦之邪，而生他变，困则难支。凡用栀豉汤者，俱不可不守此禁，非独虚烦一证。"

183/241　阳明病，下之；其外有热，手足温，不结胸，心中懊恼；若饥不能食，但头汗出者：栀子豉汤主之。

【名家注疏】陆氏今释："此下之过早之小逆，实去而热未尽，故用栀豉汤善其后；以其云外有热，云不结胸故知小逆。栀豉汤本是发汗吐下后，肃清胸中余热之方，若以栀豉汤为退热之主方，则避重就轻矣。"

184/389　下利后，更烦，按之，心下濡者——为虚烦也：宜栀子豉汤。

【名家注疏】①方有执曰："更烦、言本有烦，不为利除而转甚也。"②柯氏来苏："虚烦、对实热而言，是空虚之虚，不是虚弱之虚。"③山田集成："心下濡者、下后无物也，是虽言虚烦，其实非真虚，亦惟一时假虚已。栀豉汤以解除余热则愈。"

【编者臆说】成氏明理："此烦而心下濡者，是邪热乘虚客于胸中，为虚烦也，与栀豉汤，吐之则愈。"编者意：①邪热乃已先本有者，决非乘虚客于胸中。只是大邪盛时，不及感觉，今重症已去，方有暇及之耳。②"吐之则愈"毋宁易作"消之则愈"。

185/248　阳明病，发热，汗出者——此为热越——不能发黄也。但头汗出，身无汗，齐颈而还；小便不利，渴引水浆者——此为瘀热在里——身必发黄：茵陈蒿汤主之。

【本证病理】吴氏诠释："阳明病，当全身有汗，今但头汗出，而周身无汗，则热不得外泄。小便不利，则湿无从出。邪热既不得外达，水湿又无从下泄，水湿与热邪相蒸，郁而不解，故发黄疸。渴引水浆，显示内热炽甚。治以茵陈蒿汤，重苦寒通泄，使湿热之邪从小便去。湿去热消，则发黄自愈。"

【证方辨择】①柯氏来苏："身无汗，小便不利，不得用白虎；身热发黄，内无津液，不得用五苓。故制茵陈汤，以佐栀子承气之所不及也。"②山田集成："阳明病，发热汗出而渴者，白虎加人参汤证也。若发热汗多而不渴者，此为有燥屎，大承气汤证也。二证俱不能发黄，以其热发扬也。若其但头汗出者，郁热不越，上蒸攻头也。其身发黄者，其热外薄肌肤而郁蒸也。茵陈蒿汤以通大便，则郁从而解矣。"

（巳）柴胡汤类证

186/104 伤寒、四五日，身热，恶风，颈项强，胁下满，手足温，而渴者：小柴胡汤主之。

【本证病理】吴氏诠释："综合各家之说：均以此条之伤寒四五日恶风是太阳证；身热及病人自觉手足温而渴是阳明证；颈项强，胸胁满，是少阳柴胡证：知此条是三阳合病，而从少阳治者。"

【证状详解】汤本求真曰："颈项强者，乃自肩胛关节部，沿锁骨上窝之上缘，向颞颥骨乳突起部挛急之谓也。故与葛根汤证之颈项强大有区别，此临床上之重要点，不可忽也。"

187/102·393 呕而发热者：小柴胡汤主之。㈠」服柴胡汤已，渴者——属阳明：以法治之。㈡」

【名家评论】陆氏今释："厥阴篇下利呕哕诸条、皆非所谓厥阴病，撰次者连类相及耳。注家不知此义，强附厥阴为说。如本条、以为厥阴、少阳相表里，厥阴之邪还出少阳；前条（212条）头痛，以为厥阴经脉与督脉会于颠。要之，取《素》《灵》之单辞只义为论据，虽颠倒白黑，必有可持之说；苟知经脉表里之不可信，则承讹之说不攻自破。"

【编者臆说】①本条㈠段原出厥阴篇，陆氏今释指出经文撰次之欠当如上，非为无见。②本条㈡段则出自太阳中篇，严格言之，何尝合度？③本条显示由少阳病传变阳明病之一式。④本条显示"呕"为少阳主证之一，"渴"为阳明主证之一。⑤"属阳明也，以法治之"者，言"阳明"属"病"，惟有"法"乃能治"病"也。治阳明之法，包含"清"与"下"，所无待言者。

188/242 阳明病，发潮热，大便溏，小便自可，而胸胁满不去者：与小柴胡汤。

【本证病理】钱潢曰："此阳明兼少阳之证也。邪在阳明而发潮热，为胃实可下之候矣。而大便反溏，可知邪入而胃未实也。小便自可，尤知热邪未深。胸胁满者，邪在少阳之经也。盖阳明虽属主病，而仲景已云：'伤寒中风，有柴胡证，但见一证便是，不必悉具，'故凡见少阳一证，便不可汗下，惟宜小柴胡汤和解之也。"

【证方辨择】陆氏今释："此证虽云阳明，而胸胁满不去，则少阳未解，且大便溏，小便自可，故虽有潮热而不可攻。223条云：'须小便利，屎定鞕，乃可攻之'是也。此证若大便不溏，则柴胡加芒硝汤、大柴胡汤，亦为对证。"

189/243　阳明病，胁下硬满，不大便而呕，舌上白苔者：可与小柴胡汤（上焦得通·津液得下·胃气因和）——身濈然汗出而解也。

【名家注疏】①成氏明理："阳明病，腹满不大便，舌上苔黄者，为邪热入腑，可下。若胁硬满，虽不大便而呕，舌上白苔者，为邪未入腑，在表里之间，与小柴胡汤，以和解之。上焦得通，则呕止，津液得下，则胃气因和，汗出而解。"②张锡驹曰："不大便者，下焦不通，津液不得下也。呕者，中焦不治，胃气不和也。舌上白苔者，上焦不通，火郁郁上也。可与小柴胡汤，调和三焦之气。上焦得通，而白苔去；津液得下，而大便利；胃气因和而呕止：三焦畅通，气机旋转，身濈然汗出而解也。"

【二条精义】吴氏诠释："本条与第79条'凡柴胡汤证而下之，若柴胡证不罢者，复与柴胡汤，必蒸蒸而振，却复发热汗出而解'之合义，相互启发。本条是阳明病而有柴胡证，不可攻里，仍应解表；第79条则下后柴胡证仍在，故仍以柴胡汤施治。病因虽别，而服药后之反应则相同，为用柴胡汤所应知者。"

190/152　妇人中风，七八日；续得寒热、发作有时，经水适断者——此为热入血室；其血必结，故使如疟状（发作有时）：小柴胡汤主之。

【条文关联】第306条，本条，第307条，在大论原文中相连，均论妇人热入血室，故应合并研读。

【中西汇通】卢氏讲义："此条似属子宫实质炎。其始因炎性物质吸入血而恶寒发热，其后转为往来寒热，发作有时。在证候，为小柴胡汤证。值病中经水适断，炎性进行，引起脑神经症状，更发谵语，是为热入血室。此条与306、307两条互发，当知必有谵语，否则不为热入血室矣。故使如疟状，即补充续得寒热之词。是寒热往来，在谵语之前，谵语在经水适断之后。第306条热除身凉，只刺期门。此条寒热往来，故用小柴胡汤。汤本氏本其治验，推广其意，并就经水适来适断，别其病之虚实。兼贫血者，以小柴胡汤加地黄，或合当归芍药散。兼瘀血者，小柴胡汤，合桂枝茯苓丸，酌加石膏大黄，惟病人之虚实，不在经水适来适断，而在整体脉证。注家斤斤于字句，上下移易以凑合其说，甚属无谓。"

191/101　血弱气尽，腠里开，邪气因入，与正气相搏、结于胁下。正邪分争，往来寒热，休作有时，默默不欲饮食。脏腑相连，其病必下胁膈中痛，故使呕也：小柴胡汤主之。

【条文关连】《伤寒准绳》·王宇泰曰："血弱气尽，至结于胁下，是释胸胁苦满句。正邪分争三句，是释往来寒热句，倒装法也。默默不欲食，兼上文满痛而言。脏腑相连四句，释心烦喜呕也。"

【编者臆说】编者在《重编伤寒论》中，有"甲手笔""乙手笔"之说，本条乃道地之"乙手笔"，所谓"下条即用以解释上条·至为明显者"。请参阅上注即得。

192/173　伤寒，发热，汗出不解，心中痞硬，呕吐，而下利者：大柴胡汤主之。

【独家异见】山田集成："此章下利之上，似脱不字，当补之。此章特称不下利者，盖对前条桂枝人参汤、甘草泻心汤、生姜泻心汤、赤石脂禹余粮汤诸证，皆有痞硬，且下利言之。言伤寒发汗后，惟恶寒罢，而发热不为汗解，心下痞硬，呕吐而不下利者，此为热邪内攻为实，盖少阳阳明并病在，故予大柴胡汤，下之则愈。"

【独特经验】汤本求真曰："呕吐而下利，明呕吐为主，下利为客也。伤寒传变，经缓慢之次序者，则由表证而小柴胡，而大柴胡。本条证则不然，乃由表证直转入大柴胡证，故为本方证之最剧者。余之经验：凡因暴饮暴食，而致急性肠胃卡他，大肠卡他赤痢等证者，应用本方之机会极多。"

【独特经验】陆氏今释："下利者尽多可下者，但当辨其寒热虚实耳。且本条不举大便而举下利，亦自有故。夫不大便之用下剂，粗工所优为，无须诏告。惟下利之可下者，往往迟疑失下，故仲景于此叮咛也。试辨下利之寒热虚实：一曰辨之于腹。腹硬满拒按，脐下热者，阳证可下；腹不满，或虽满而软，不拒按，脐下清凉者，阴证不可下。二曰辨之于屎。屎色焦黄而热臭，或于稀薄水中，杂小结块，或下清水色纯青，皆阳证可下；屎色淡黄或白或青黑，或完谷不化，或如米泔汁，其气不甚臭，或臭如鱼腥者，皆阴证不可下。三曰辨之于小便。小便赤涩者，阳证可下；清白不涩者，阴证不可下。更参以脉舌气息好恶，虽不能洞垣一方，亦可以十得八九。"

（午）四逆汤类证

193/336　少阴病，脉沉者——急温之：宜四逆汤。

【名家注疏】汪琥曰："少阴病，本脉微细，但欲寐，今者轻取之微脉不见，重取之细脉几亡，伏匿而至于沉，此寒邪深中于里，殆将入脏，温之不容不急也。少迟则恶寒身踡，吐利烦躁，不得卧寝，手足逆冷，脉不至等，死证立至矣。四逆汤之用，其可缓乎？"

194/96　病：发热，头痛，脉反沉；若不瘥，身体疼痛——当救其里：宜四逆汤。

【独特经验】卢氏讲义："凡热性病之死，多由于心脏衰弱，营养障碍。热病脉沉，即为心脏衰弱之征，故治法以强心为急，所谓急当救里也。四逆汤为回阳温经之大方，用之正宜。是知此条脉沉，必沉而微，或沉迟无力。有此脉象，病之当温，更何疑乎？惟有一事当知者，流行性脑脊髓膜炎初起时，脉象亦见沉迟，沉细；此因细菌作用，脑压增加，迷走神经兴奋所致。若援阳证阴脉之例，漫投姜附，下咽立毙矣。"

195/366　大汗出，热不去，拘急，四肢疼，下利，厥逆而恶寒者：四逆汤主之。

【名家评论】陈平伯曰："大汗、身热、四肢痛，皆是浮越之热邪为患。而仲景便用四逆汤者，以外有厥逆恶寒之证，内有拘急下利之候。阴寒之象，内外暴露，则知大汗为阳气外亡，身热为虚阳外越，肢痛为阳气内脱。不用姜附以急温，阳气有随绝之患。其辨证处，又只在恶寒下利也。总之，仲景辨阳经之病，以恶寒不便为里实；辨阴经之病，以恶寒下利为里虚：不可不知。"

196/367　大汗出，若大下利，而厥冷者：四逆汤主之。

【名家评论】钱潢曰："上条大汗出，而热不去，此条大汗出，而不言热，是无热矣。或曰：'上文下利厥逆而恶寒，且多内拘急四肢痛之证，此条亦大下利厥冷，而不恶寒。其不言热，乃阳气犹未飞越于外，得勿较前为轻乎？'曰：'无热则阳气更微，大下利则阴邪更盛，故亦以四逆汤主之。'"

197/391　呕而脉弱，小便复利，身有微热（见厥者难治）：四逆汤主之。

【本条精义】吴氏诠释："呕为胃气逆，脉弱为正气衰弱，于此可知本条之呕，是胃中无阳，阴寒之气上逆所致。小便复利，是虚寒之象。若表有微热，而手足不厥冷者，为表和之候。里虽寒甚，卫阳未伤，治其里寒即可。若并见四肢厥冷，则身之微热，非是表和，而为虚阳外越，其呕为格拒之象，故谓难治。用四逆汤，急救其里，以救垂绝之阳。"

【独家异见】山田集成："既云难治，又处以四逆汤，论中断无此例，疑非仲景言。"

198/403　吐利，汗出，发热，恶寒，四肢拘急，手足厥冷者：四逆汤主之。

【章节编列】本条原出"辨霍乱病脉证并治"篇。

【本证病理】陆氏今释："此霍乱极期之正治法。四肢拘急，盖即所谓转筋，俗称吊脚痧是也。凡真性霍乱，于极期无有不作四逆汤证者。俗传霍乱有寒热二种，热者宜黄连剂，热多寒少，因议四逆汤之不可用。不知所谓热霍乱者，不过急性胃肠炎病，服泻心汤，病即良已，不若真霍乱之危急。中医于病名无明确之定义。医书执病名以论治，不细察其证候者，常多无谓之争执，兹可笑也。"

199/404　既吐且利，小便复利，而大汗出；下利清谷，内寒外热，脉微欲绝者：四逆汤主之。

【章节编列】本条原出"辨霍乱病脉证并治"篇。

【衍阙辨正】陆氏今释："丹波氏云：'此条据少阴篇厥阴篇之例，此条所主，当是通脉四逆汤。'山田氏云：'此是虚寒盛于内，而阳气脱去也，四逆上脱通脉二字也。'说云：'复利，当作不利，是也。'渊雷按：此条属通脉四逆汤证，二君之说并是，刘栋、尾台说并同。复利，当作不利。验之霍乱病者，小便皆不利，若小便利者，病已向愈矣。"

200/317　少阴病，得之、一二日，口中和；其背恶寒者，当灸之；附子汤主之。

【本条精义】吴氏诠释："少阴病一二日，口中不燥不渴，可知里无邪热。背恶寒，乃阳气衰微。阳虚阴盛，故灸法与汤剂合用，以救其急。本条证不完备，应与第97条合参。"

【针灸腧穴】钱潢曰："灸之，谓灸少阴脉穴，如涌泉、然谷、太溪、复溜、阴谷等井荥输经合，即三部九候论之所谓'下部地，足少阴也'。王注云：'谓肾脉在足内踝后跟骨上陷中，太溪之分，动脉应手者是也。'灸之者，所以温少阴之经也。"

201/86　太阳病，发汗，汗出不解；其人仍发热，心下悸，头眩，身𥆧动，振振欲擗地者：真武汤主之。

【本条精义】吴氏诠释："此条亦过汗误汗之逆变，其证与桂枝甘草汤相类，惟桂枝甘草汤证因误汗损伤心阳，心气内动，心下悸，欲得按，又手自冒心。本条证则误汗损伤肾阳，水气上逆，心下悸，振振欲擗地，头眩，身瞤动。前者病在上无蓄饮，此则病在下引动蓄饮，是其异别。"

【名家注疏】金鉴论注："大汗出，仍热不解者，阳亡于外也。心下悸，筑筑然动，阳虚不能内守也。头眩者，头晕眼黑，阳微气不能升也。身瞤动者，蠕蠕然瞤动，阳虚液涸，失养于经也。振，耸动也。振振欲擗地者，耸动不已，不能兴起，欲坠于地，阳虚、气力不能支也。"

【东医考据】山田集成："法华经，信解品云：'转更惶怖，闷绝躄地。'唐慧琳音义云：'躄·脾役切·倒也'。宋方回虚谷间抄、幽州石老条云：'擗地号叫，人异而视之。'字典云：'音僻·倒也。'类篇：'仆也。'正字通云：'躄与辟通。'又字典擗字注云：'通作擗。'合而考之，躄擗僻，三字通用，所谓擗地，即躄地。是字异义同，互相通用。"

202/384　下利清谷，里寒外热，汗出而厥者：通脉四逆汤主之。

【名家注疏】张锡驹曰："若伤寒厥少二阴，则阴寒气甚，谷虽入胃，又能变化其精微，蒸津液而泌糟粕，清浊不分，完谷而出，故下利清谷也，里寒外热，汗出而厥，俱宜通脉四逆汤，启生阳之气，而通心主之脉也。"

（未）甘草汤类证

203/31　问曰：『证象阳旦，按法治之而增剧：厥逆，咽中干，两胫拘急，而谵语。师曰：「言夜半手足当温·两脚当伸」，后如师言。何以知此？』（一）」

答曰：『㈠寸口脉浮而大，浮则为风，大则为虚，风则生微热，虚则两胫挛。病形象桂枝，因加附子参其间；增桂令汗出，附子温经，亡阳故也。㈡厥逆，咽中干，烦躁，阳明内结，谵语，烦乱；更饮甘草干姜汤；夜半阳气还，两足当热。㈢胫尚微拘急，重与芍药甘草汤，尔乃胫伸。㈣以承气汤微溏，则止其谵语。故知病可愈。』（二）」

【条文关连】本条原次在第108条后，盖本条属乙手笔，用以解释前条之甲手笔者。

【方名考释】阳旦汤即桂枝汤之别名，《金匮》产后门阳旦汤原注云：即桂枝汤。《千金》《外台》别有阳旦汤，乃桂枝汤加黄芩，名同而实异也。"

【本方发挥】程应旄曰："此条，即上条注脚。借问答以申明其义也。证象阳旦句，应前条伤寒脉浮自汗出，小便数，心烦微恶寒，脚挛急一段。案法治之句，应前条之误也，得之便厥，咽中干，烦躁吐逆者一段。师言夜半手足当温，两胫当伸，后如师言，何以知此句，应前条反与桂枝汤，欲攻其表一段。而增剧，至拘急而谵语句，应前条已用甘草汤，并调胃承气汤一段。答曰：寸口脉浮而大，浮则为风，大则为虚，风则生微热，虚则两胫挛，病形象桂枝，因加附子参其间，增桂令汗出，附子温经，亡阳故也数句，发明以补出前证病源，及用桂枝之误，见证象桂枝而实非桂枝证，将成亡阳也。厥逆，咽中干，烦躁，阳明内结，谵语烦乱，申叙前证，以著亡阳之实。更饮甘草干姜汤，夜半阳气回，两足当热，重应前条甘草干姜汤一段。胫尚微拘急，重与芍药甘草汤，尔乃胫伸，重应前条芍药甘草汤一段。以承气汤微溏，则止其谵语，重应前条调胃承气汤一段。故知其病可愈，亦非泛结。

【删补修正】陆氏今释："山田氏云，凡论中设问答而言之者，皆叔和所附记，非仲景氏之言。何以知之，以其言繁衍丛脞，而与本论所说大相乖庚也尔。渊雷案：此条似设为问答，申明上条之义，然语无精要，反觉支离。舒驰远、尤在泾等均以为非仲景原文，柯氏直删去之，皆是也。且如脉大，何以知是虚，虚何以知其两胫挛。信如所言，则脉大者，两胫必挛乎？自病形象桂枝以下，序次凌乱，亦与上条不相应，不可从矣。"

【句读推敲】《重编伤寒论》初版，本条内所用标点符号有误，应从今本改正为是。

204/108伤寒、二三日，心中悸，而烦者：小建中汤主之。

【独特经验】抗战期中，编者曾到浙江平阳县腾蛟堡，诊得一罕见病例，即用小建中汤治愈者。患者为一周姓花甲老翁，体健如常人，但一昼夜之间，大解常达八九次之频。其便条之粗细·松结·颜色等，一如常人者。彼处乡俗，茅厕建在屋后大坦最边远之处所；每当天雨或夜晚，跋涉倍苦。寻医服药者屡，乏效如故。余诊察后，随凭灵感降临，疏小建中汤方与之，人参即用潞党参。服二三剂后，喜渐见效。偶有友供给日产白皮人参，反无效。原方勿予改动，连服多剂，竟告痊愈，诚巧事也。阅者将试演绎其病理与药理乎，诚愿乐闻之也。

205/补　病后，劳复、发热者：麦门冬汤（附）主之。

【他书引证】①《金匮要略·肺痿肺痈咳嗽上气病脉证治第七》："大逆上气，咽喉不利，止逆下气者，麦门冬汤主之"。其病之形成，乃胃中津液干枯，虚热上炎，故以麦门冬人参养阴益津，半夏麻痹末梢神经以蠲饮降逆，甘草、粳米、大枣和平以益胃气，重在益阴，不若竹叶石膏汤解热与益阴并进（金鉴论注："大逆之大字，当是火字，因虚火夹痰，上发于咽，咽喉不利，痰少有声为的证，时而面赤，则更为确证。"）。②巢元方·《诸病源候论》："'言语思虑则劳神·梳头洗澡则劳力，'再发热者，以麦门冬汤益液复阴，则余热自解。"

【编者臆说】大论治病专法之八曰"滋阴"，麦门冬汤是其代表也。人体中血液、津液、精液、唾液、淋巴腺液，及一切内分泌物等，在中医言之，皆可称曰"阴"。"滋"者，增多之谓也。养体之液正旺，发热以退，劳复以消。本条原缺，惟《玉函经》见之。因其重要性，且属专法之一，故特补之。

今治病专法八者述竟，乃可依序合列一表如下：

专法	代表方
1.逐瘀（逐去瘀血）	抵当汤
2.退黄（退却发黄）	茵陈蒿汤
3.祛湿（祛除内湿）	理中丸
4.驱虫（驱除蛔虫）	乌梅丸
5.利水（利导积水）	五苓散
6.引吐（引起涌吐）	瓜蒂散
7.固涩（固守收涩）	桃花汤
8.滋阴（滋养阴液）	麦门冬汤

（申）丸散方类证

206/73 发汗已，脉浮数，烦渴者：五苓散主之。

【药理研考】陆氏今释："此方以猪苓、泽泻、茯苓利小便，恢复肾脏机能。以白术助吸收，排除胃肠之积水。以桂枝降冲逆，使服散不吐，兼解脉浮发热之表，故桂枝为一方之关键。时贤畏桂枝如虎，特去此味，谓之四苓，方意尽失。不用汤而为散，以白饮和服者，因水入则吐故也。多饮暖水者，旧水既去，液体代谢复常，需新水故也。白饮者，白米饮也。《医垒元戎》，作白米饮。《名医别录》云，方寸匕者，正方一寸抄散，取不落为度。"

207/368 病人手足厥冷，脉乍紧者——邪结有胸中——心下满、而烦，饥不能食者（病在胸中），当须吐之：宜瓜蒂散。

【中西汇通】陆氏今释·略云："此条一方两证，邪结在胸中以上为一证。胸中盖指胃，毒害性物质聚结于胃，气血奔集胸中，不达于四末，故手足为之厥冷。乍紧作乍结为是，亦因血循环偏结于胸中，故桡骨动脉为之歇止。平素不结，忽然而结，故曰乍结。与炙甘草汤之渐结久结者不同。厥冷脉结，皆病势急骤所致，邪结之结字可味。此证与少阴篇第193条颇同，但较急耳。心下满以下为又一证。其病颇缓，而寒实则一，即痰饮也。胃中黏液过多，故满而烦。胃有消化之功能，当其需要食物时，非单纯因为饥饿或营养缺乏，乃胃之习惯使然。然黏液既充满胃腔，则虽饥不能食矣。"

208/92 汗家、重发汗，必恍惚心乱；小便已、阴疼：与禹余粮丸。

【本条精义】吴氏诠释："汗家，指自汗盗汗者而言。其多汗之因，乃卫阳固，阴气内盛。若再发汗，则阳气愈竭。上则心神不守，恍惚素乱。下则气无以化，故小便滞涩作疼。"

【衍阙辨正】①金鉴论注："禹余粮丸，为涩痢之药，与此证不合，与禹余粮丸五字，衍文也。"②曹氏发微："宜禹余粮丸五字，实为下利证脱文，与太阳篇之利在下焦，用赤石脂禹余粮丸同例，不知者误移于此（药为止涩之药，喻嘉言常用之治下利）。"

（酉）其余汤类证

209/319　少阴病：下利，便脓血者：桃花汤主之。

【中西汇通】卢氏讲义："腹痛，小便不利，为泄泻痢疾共有之证候。下利不止，为肠蠕动分泌旺盛。下利兼带脓血者，为肠内当有炎灶之糜烂处。故黏液混血与秽物交杂而下。若复作阳虚里寒时，即桃花汤之正证矣。小便不利，由于下利不止。腹痛，由于炎灶糜烂面之激刺，与肌肉挛急收缩所致。故腹痛，小便不利，为应有之证。其有下利不止，不便脓血，或只便脓血，无下利滑脱者，皆非必本方证也。"

210/332　少阴病：下利、六七日，咳而呕、渴，心烦、不得眠者：猪□汤主之。

【名家评论】陆氏今释："猪苓汤所治，系湿热证，其病变在膀胱尿道，本是阳明方，谓是少阴者，殆《内经》热论家之少阴，即仲景阳明故欤。山田以猪苓汤为猪肤汤之误，未知是否，存以待考可耳。"

211/237　阳明病，汗出多，而渴者：不可与猪苓汤——以汗多、胃中燥，猪苓汤复利其小便故也。

【名家注疏】成氏明理："《针经》曰：'水谷入于口，输于肠胃。其液别为五，天寒衣薄则为溺，天热衣厚则为汗。'是汗、溺一也。汗多为津液外泄，胃中干燥，故不可与猪苓汤利小便也。"（按《针经》文。见五种津液别论。此说与近代学说亦相符。）

212/392　干呕，吐涎沫，头痛者：吴茱萸汤主之。

【本证病理】陆氏今释："案：此证之吐涎沫，非从胃中翻出，乃干呕之际，口中自出酸冷之涎，不吐去则不快，故曰干呕吐涎沫也。此证显然为慢性胃炎，胃中多酸性黏液，有微毒，其头痛乃自家中毒也。吴茱萸汤为胃药，无论已，后世虽名痰厥头痛，而东垣方用夏术姜参橘皮麦芽神曲，犹是专治其胃。余故曰：中医之理论病名可能有误，其用药施治固不误也。由是研之，研究中医学者致力于药方与证治，已无余蕴矣。"

213/322　少阴病，吐、利，手足逆冷，烦躁欲死者：吴茱萸汤主之。

【独特经验】《餐英馆治疗杂话》："吐利，手足厥冷，烦躁欲死者，吴茱萸汤主之。其证与四逆汤证无异；然四逆汤证，元气飞腾，元阳欲绝，故内外彻冷，腹软而心下不痞塞。吴茱萸汤证，虽手足厥冷，而不甚寒，心下必有痞塞之物，二证固不同也。夏月霍乱吐泻之证，其吐后手足厥冷烦躁者，世医辄以为虚寒，连进四逆附子理中等药，烦躁益甚，不知其心下膨满痞塞者，非虚寒证，宜吴茱萸汤。盖吴茱萸之苦味，压心下之痞塞，则阴阳通泰，烦躁已，厥冷回；此余所得之法，但以心下痞塞，手足指表寒冷为标准可也。此证黏汗出者，为脱阳，非附子不治。若夏月通常之薄汗，仍是吴茱萸汤证，服汤后，烦躁除，厥回，心下至痞亦十开七八，而痞未尽除者，宜《活人书》枳实理中汤。凡吐泻后心下痞者，枳实理中汤为妙，即理中汤加枳实也。"

214/387　下利，欲饮水者——以有热故也：白头翁汤主之。

【本条发挥】吴氏诠释："为热利辨证补充说明。就症状言，当有里急后重，大便脓血等候，方可以白头翁汤治疗。盖少阴虚寒下利，亦有口渴；惟阴虚口渴，必脉形微细，舌苔白腻，小便清白。此临证所当辨别者。"

（戊）二三汤法类

215/53·52　脉浮者，病在表，可发汗：宜桂枝汤。㈠」脉浮而数者，可发汗：宜麻黄汤。㈡」

【衍阙辩正】①陆氏今释："以上两条（今改两段），当是叔和可发汗篇之文，宜麻黄汤四字，又为后人所沾。"②吴氏诠释："按此二条有脉无证，疑有阙文。综合注家意见，必须与其他条文对勘，脉证合参，以为用药依据。"

216/57　伤寒，不大便、六七日，头痛有热者：与承气汤。㈠」其小便清者（知不在里），仍在表也。当须发汗（若头痛者必衄）：宜桂枝汤。㈡」

【名家评论】柯氏来苏："此辨太阳阳明之法也。太阳主表，头痛为主。阳明主里，不大便为主。然阳明亦有头痛者，浊气上冲也；太阳亦有不大便者，阳气太重也。六七日为解病之期，七日来仍不大便，病为在里，则头痛身热属阳明，外不解是由于内不通也，下之，里和而表自解矣。若大便自去，则头痛身热，病为在表，仍是太阳，宜桂枝汗之。若汗后，而热退而头痛不除，阳邪盛于阳为也，阳络受伤，故知必衄，衄乃解矣。"

217/252　病人烦热，汗出而解；复如疟状，日晡所、发热者：属阳明也。脉实者，宜下之；脉浮虚者，宜发汗。下之：与大承气汤；发汗：宜桂枝汤。

【本条精义】喻昌曰："病人得汗后，烦热解，太阳经之邪，将尽未尽，其人复如疟状，日晡所发热，则邪入阳明审矣。盖日晡所申酉时，乃阳明之旺时也。发热即潮热，乃阳明之本候也。然虽已如阳明，尚恐未离太阳，故必重辨其脉。脉实者，方为证归阳明，宜下之。若脉浮虚者，仍是阳明兼太阳，更宜汗而不宜下矣。"

【脉理精微】①黎民寿曰："实脉之来，举指有余，按之不乏，浮中沉皆有力是也。"②陈远公："实脉，非正气之有余，乃邪气之有余也。邪气有余，自然壅阻正气。"

【编者臆说】依编者临床经验，太阳病之传阳明病，常有三种途径。由桂枝汤证化热者，常转为白虎汤证。由麻黄汤证化热者，常转为麻杏甘石汤证。

参见《经方实验录》第35案之佐景按，以及此案之前相关医案之按语。

由葛根汤证化热者，常转成葛根芩连汤证。**本录**曾报道颇详。故今日桂枝汤与大承气汤云者，不可过泥也。

218/172　伤寒大下后，复发汗，心下痞，恶寒者——表未解也——不可攻痞（当先解表·表解乃可攻痞），**解表、宜桂枝汤；攻痞、宜大黄泻心汤。**

【本条精义】尤怡曰："大下复汗，正虚邪入，心下则痞，当与泻心汤如上法矣。若其人恶寒者，邪虽入里，表犹未罢，则不可迳攻其痞，当先以桂枝汤解其表，后以大黄黄连泻心汤攻其痞。不然，恐痞虽解而表邪复入里为患也，况痞亦未必解耶？"

219/386　下利，腹胀满，身体疼痛者：先温其里，乃攻其表。温里：宜四逆汤；攻表：宜桂枝汤。

【本条精义】张介宾曰："此一条乃言表里俱病而下利者，虽有表证，所急在里。盖里有不实，则表邪愈陷，即欲表之，而中气无力亦不能散。故凡见下利中虚者，速当先温其里。里实气强则表邪自解；温中可以散寒，即此谓也。"

220/95　伤寒，医下之：续得下利清谷不止，身疼痛者，急当救里；后身疼痛，清便自调者，急当救表。救里：宜四逆汤；救表：宜桂枝汤。

【本条精义】徐大椿曰："此误下之证，邪在表而引之入阴，故便清谷，阳气下脱可危。虽然表证未除，而救里为急。清谷已止，疼痛未除，仍从表治。盖凡病当先表后里，惟下利清谷，当以扶阳为急，而表证为缓也。表里分治而序不乱，后人以一方治数证，必致两误。"

【条文关连】本条与上条（219）宜互参。

221/220 阳明病，脉迟，虽汗出，不恶寒者，其身必重，短气，腹满而喘，有潮热者——此外欲解、可攻里也——手足濈然汗出者，此大便已硬也：大承气汤主之。（一）」若汗出多，微发热、恶寒者（外未解也·其热不潮）：未可与承气汤。（二）」若腹大满不通者：可与小承气汤——微和胃气，勿令至大泄下。（三）」

【编者臆说】此条可作三段读。第一段言：阳明病者潮热，外欲解、可攻其里之情形。大便已硬者，主大承气汤。第二段言：汗多，微热，恶寒，外未解之情形。未可与诸承气汤。第三段言：腹大满，便不通之情形。虽可与小承气汤，仍须谨慎勿令大泄下。反复叮咛，仁者意虑。

222/221 阳明病，潮热，大便微硬者：可与大承气汤（不硬者·不可与之）。（一）」若不大便、六七日，恐有燥屎，欲知之法：少与小承气汤，汤入腹中，转气者，此有燥屎也：可攻之。（二）」若不转气者，此但初头硬、后必溏，不可攻之（攻之必胀满·不能食也）。（三）」欲饮水者，与水则哕。（四）」其后发潮热者，必大便复硬而少也：以小承气汤和之（不转矢气者·慎不可攻之）。（五）」

【编者臆说】本条分作五段读。第一段言：着重大便微硬，方可与大承气汤。第二段言：六七日，不大便，试知燥屎法。可用小承气求得腹中转气。第三段言：不转气者，但初头硬，后必溏之情形。第四段言：同时发生饮水则哕之情形。第五段言：乃以发潮热求证大便后硬而少，可利以小承气汤者。

223/264 得病、二三日，脉弱，无太阳、柴胡证，烦躁，心下硬，至四五日，虽能食：以小承气汤少少与，微和之，令小安。至六日，与承气汤一升。（一）」若不大便六七日，小便少者，虽不能食，但初头硬，后必溏，未定成硬，攻之必溏。（二）」须小便利，屎定硬，乃可攻之：宜大承气汤。（三）」

【本条发挥】①方有执曰："太阳不言药，以有桂枝、麻黄之不同也。柴胡不言证，以专少阳也。凡似此为文者，皆互发也。"②编者：小小与者，尚少于一升之谓，可参阅下文。③喻昌曰："此段虽能食，虽不能食，全与辨风寒无涉。另有二义：见虽能食者，不可以胃强而轻下也；虽不能食者，不可以为胃中有燥屎而轻下也。前条所云：'谵语有潮热，反不能食者，胃中必有燥屎五六枚，'与此互发。"

【编者臆说】本条分作三段读。第一段言：由二三日至五六日之情形。二三日时，全证未尽了解，尚未进药。四五日时，试进小承气汤，尚少于一升之量。五六日时，进小承气汤一升。第二段言：六七日时之情形。不大便，小便少，不能食，若试以大承气汤攻之，必溏。第三段言：必须待小便利，屎定硬，乃宜大承气汤。于见古圣用药，其审慎乃若是者！

224/409 伤寒、瘥已后，更发热者：小柴胡汤主之。脉浮者，以汗解之；脉沉实者，以下解之。

【章节编列】本条原出"辨阴阳易瘥后劳复病证并治"篇。

【他书引证】巢氏病源："伤寒病新瘥后，津液未复，血气尚虚，若劳动早，更复成病，故劳复也。若言语思虑则劳神，梳头洗澡则劳力。劳则生热，热气乘虚还入经络，故复病也。"

【条文关连】可与第217条互参。

225/38 太阳病、十日已去：㈠脉浮细，而嗜卧者——外已解也。㈡设胸满胁痛者：与小柴胡汤。㈢脉但浮者：与麻黄汤。

【本条精义】周扬俊曰："十日已去，谓既非传经，复非过经，而已解矣。脉则浮细，已虚微无力，而非紧数之脉，为邪气盛者可知。视其证则嗜卧，已向壁安静，而非少阴证者但欲寐者可比。设胸满胁痛，属少阳传经也。若但浮而无少阳经证，则仍在太阳为过经也。一与小柴胡，一与麻黄，本经本药矣。言此二经，阳明可知矣。"

【脉理精微】①王叔和曰："细脉，小，大于微，常有但细耳。"②李时珍曰："《素问》谓之小，王启玄言如蓁蓁（见《脉要精微论注》），状其柔细也。"③丹波元简曰："按素、灵、仲景，细小互称。至滑氏始分为二：小，不大也；细、微眇也，遂以细为微。凡《脉诀》以降，细微混同者，皆不可凭。"

226/144　伤寒、十余日，热结在里：复往来寒热者，与大柴胡汤；但结胸、无大热者——此为水结在胸胁也——但头微汗出者：大陷胸汤主之。

【表格分析】吴氏诠释：大柴胡汤与大陷胸汤，仅部位与深浅有别，列表于下：

区分	大陷胸汤证	大柴胡汤证
病因	水结胸胁	热结在里（阳明）
外候	外无大热	往来寒热（少阳）
主要鉴别	胸满硬痛·手不可近	心下痞硬·郁郁微烦
疗法	开结逐水	和解攻里

【名家评论】陆氏今释："此就胸膜炎兼胃实之证，辨其干湿二性也。干性者属大柴胡汤，湿性者属大陷胸。然湿性亦有往来寒热者，不妨兼用柴胡。总之，柴胡为干湿二性所通用。陷胸及其他逐水剂，为湿性所独用：此则病理药效之无可疑者。"

227/164　本以下之，故心下痞，与泻心汤。㈠」痞不解，其人渴而口燥烦，小便不利者：五苓散主之（一方云·忍之一日乃愈）。㈡」

【名家评论】方有执曰："泻心汤治痞而痞不解，则非气聚之痞可知。渴而口燥烦，小便不利者，津液涩而不行，伏饮停而内聚、内热甚而水结也。五苓散者，行津液而滋燥渴，导水饮而荡结热，所以又得为消痞满之一法也。"

【中西汇通】卢氏讲义略云："五苓散证之烦渴，为唾腺不分泌。唾腺不分泌，因胃有积水。胃有积水，何以腺体不分泌，除内脏神经作用外，体中盐分代谢，与渗透现象，亦当有关系。吾人但记取胃组织积水，能显呈烦渴等证。更须记取烦渴有水气，小便不利，为五苓散证。其心下痞，由于胃扩张而积水，与寻常炎性病变不同。则临床处方，凭证用药，自有洞垣之见。"

228/74　伤寒、汗出而渴者：五苓散主之。㈠」不渴者：茯苓甘草汤主之。㈡」

【表格分析】吴氏国定所著《伤寒论诠释》、全书厚达八百余页，除取材丰富，结论精审外，更有一可贵之特点，即刊载表格及表式，多达九十有一，率系善运匠心之作，阅之颇利了解，且便记忆。兹特借录其中表格表式各二，就近条介扬之，至希读者注意。今揭其五苓散证与茯苓甘草汤证之鉴别表如下：

方名	五苓散证	茯苓甘草汤证
病理	膀胱气化不行·水津不能上布	胃阳不足·不能输化水液
部位	水蓄下焦	水停中焦
症状	①汗出口渴	①汗出口不渴
	②小便不利·少腹里急	②无少腹里急
	③无心下悸	③心下悸

229/401　霍乱，头痛发热，身疼痛，热多欲饮水者，五苓散主之；寒多不用水者，理中丸主之。

【本条发挥】陆氏今释："此条言霍乱既转全身证时，分热多寒多二种治法。热多寒多，是言其因，非言其证。从欲饮水与不用水上勘出，病虽转属全身症状，其吐利仍未止。何以知之？以五苓散主水入则吐，理中丸亦主吐利故也。五苓散证必小便不利，此条不言，省文也。凡霍乱小便不利者，预后则恶，故五苓散为霍乱要药。由药效以测病理，知头痛发热身疼，皆尿中毒所致，其证颇近于表。理中则专治胃肠，其证仍在于里。虽有全身症状，自较五苓为少也。"

又："霍乱之名，见于易说、春秋考异、内经诸书，是我国秦汉以前已有之。仲景方书成于汉末，初非以上古之方，治后世新出之病也。"

230/256　太阳病（寸缓·关浮·尺弱）：其人发热汗出，复恶寒，不呕，但心下痞者——以医下之也。㈠」如其不下者，病人不恶寒，而渴者：此转属阳明也。㈡」小便数者：大便必硬——不更衣十日、无所苦也。㈢」渴欲饮水：少少与之，但以法救之。渴者：宜五苓散。㈣」

【表格分析】吴氏诠释：本条条文，疑窦颇多，注家意见，亦极纷繁。兹就原文，列表于后：

本条分析表	表里辨证	脉	寸缓关浮尺弱	太阳表虚脉证
		证	发热汗出恶寒	
			心下痞——误下变证	
	里实辨证	不恶寒而口渴——转属阳明		
		小便数·大便硬·不更衣十日无所苦——脾约证		
	口渴辨证	胃燥口渴——少少与水饮之		
		停水口渴——五苓散化气利水		

（亥）坏病逆证类

231/17 太阳病、三日：已发汗，若吐，若下，若温针，仍不解者：此为坏病——桂枝不中与之也。观其脉证：知犯何逆，随证治之！

【他书引证】①柯氏来苏："坏病者，即变证也。乃治疗错误，病情变化，致证候错杂，而不能称其名者。"②巢氏病源："或已发汗吐下，而病证不解，邪热留于腑脏，致令病候多变，故曰坏伤寒。"③《外台秘要》引《古今录验》云："伤寒五六日以上不解，热在胸中，口噤不能言，惟欲饮水，为败伤寒，医所不疗，《千金》作坏伤寒。"

【名家评论】曹氏发微："假如发汗温针亡阳，则有脉微身寒之变，宜桂枝加附子汤。吐伤中气，气逆脉促者，宜生姜半夏汤。下之利遂不止，脉濡滑者，宜四逆理中辈。汗吐下温针之后，胃中干燥，脉洪渴饮者，宜人参白虎汤。发汗烧针，少腹之气上冲心，而作奔豚者，宜桂枝加桂汤。发汗后，脐下有水气，欲作奔豚者，则宜苓桂甘枣汤。散见《伤寒》《金匮》中者，不胜枚举，略标出之，以俟类推可也。"

【编者臆说】本条句尾，先称"脉证"，后但称"证"，非"舍脉从证"之谓，盖行文求便，言"证"亦犹言"脉证"也。

232/279·278 太阳病、不解，转入少阳者：胁下硬满，干呕不能食，往来寒热（尚未吐下），脉沉而紧者：与小柴胡汤。㈠」若已吐下、发汗、温针，柴胡证罢：此为坏病。知犯何逆，以法治之。㈡」

【脉理精微】金鉴论注："脉沉紧，当是脉沉弦，若是沉紧，是寒实在胸，当吐之诊也；惟脉沉弦，始于上文之义相属，故可与小柴胡汤。"

【名家评论】程应旄曰："此条云：'知何犯逆·以法治之，'桂枝坏病条亦云：'观其脉证·知何犯逆·随证治之，'只此一观字，一知字，已是仲景见病知源地位。"

233/131 太阳病，过经、十余日；心下温温欲吐，而胸中痛，大便反溏，腹微满，郁郁微烦；先此时、自极吐下者：与调胃承气汤。㈠」若不尔者，不可与。㈡」但欲呕，胸中痛，微溏者：此非柴胡证——以呕、故知极吐下也。㈢」

【本条发挥】余无言曰："此亦吐逆，证似少阳，而实非柴胡证也。柴胡证所必具之证，为口苦、咽干、目眩、寒热往来，而此则无之。柴胡证心烦，而此则郁郁微烦而不甚也。柴胡证喜呕，而此则温温欲吐，而未吐也。柴胡证胸胁满痛，而此则仅胸中痛，言胸中痛而胁下不痛也。仅腹微满，言腹满而胁不满也。柴胡证大便每硬，而此则大便反溏也。故本条所述诸证，显然与柴胡证有别。此皆误用吐下药太急之所致，以调胃承气汤和其肠胃，即可愈也。若不尔者，不可与；言如不是温温欲吐等症状者，则不可误与调胃承气汤也。然犹恐后人误为柴胡证，特又举但欲呕、胸中痛、微溏数证，以明非柴胡证，此示人以鉴别诊断也。末谓以呕故知极吐下也，言柴胡证以其必呕，故推知其温温欲吐而不吐，乃为急用吐药之吐逆也。"（按：极、急也。《淮南子》曰：安之而不极。）

【东医考据】山田集成："温温，即愠愠，古字通用，不必改作，惟读着去声耳。《素问·玉机真脏论》曰：秋脉大过，则令人逆气而背痛愠愠然。《千金方》引《伤寒论》少阴篇文，亦作愠愠。又考《韵会小补》，温字注云：又问韵，纡问切。《释文》云：又作蕴愠。可见温温即愠愠。乃为烦愠愠闷之见。盖古昔圣人之制字，惟有音之与义已，未有平上去入。其有之则自梁沈约始。

虽然，业既有音之与义，则非全无四声，但呼法不明，四声混淆，殆如倭音之类耳。故汉魏以上诸书，遇其音同者，则取次借用，而不复顾字义之异。"

234/270　病人、无表里证，发热七八日，虽脉浮数者，可下之。假令已下：脉数不解，合热则消谷喜饥；至六七日、不大便者——有瘀血也：宜抵当汤（若脉数不解·而下不止·必协热便脓血也）。

【独家异见】陆氏今释："此条，后人羼入纰缪之尤者，无表里证，发热七八日，脉浮数，何所见而可下？脉数善饥，六七日不大便，何以知有瘀血？脉数，下不止，继而便脓血，当是水泻转为痢疾者，此种病，固所常见，下不止之下字，文意明指自下利（旧注皆作自下利解），然本论文例，凡曰下者，皆谓用药下之；其曰利，曰下利，曰自下利者，乃谓自下利。然则此条施治失据，文例不符，岂非纰缪之尤。"

235/103　得病、六七日，脉迟浮弱，恶风寒，手足温；医二三下之，不能食，而胁下满痛，面目及身黄，颈项强，小便难者：与柴胡汤——后必下重。㈠」本渴，而饮水呕者：柴胡不复中与也——食谷者哕。㈡」

【本条发挥】吴氏诠释："本挑证为表虚里寒证，乃一致见解，至于治法，各不相同，未有定论，以随证施治为宜，殊不必拘一家之言。注家于本条之注释，可分三类：①从太阳病立说者，有柯琴、钱潢、金鉴诸家。②从里虚立说者，有成无己。③从条文脱误立说者，有刘栋、曹家达诸家。"

236/244　阳明中风：脉弦浮大，而短气，腹都满，胁下及心痛；久按之、气不通，鼻干、不得汗，嗜卧，一身及面目悉黄，小便难，有潮热，时时哕，耳前后肿——刺之、少瘥——外不解，病过十日：㈠脉续弦者：与小柴胡汤。㈡脉但浮，无余证者：与麻黄汤。㈢若不尿，腹满加哕者：不治。

【证状详解】成氏明理："短气者，气短而不能相续，似喘而非喘，若有气上冲，而实非上冲也。喘，张口抬肩摇身滚肚，谓喘也。气上冲者，里气复时时上冲也。所谓短气者，呼吸虽数，而不能相续，似喘而不喘，摇肩以呻吟，而无痛者，短气也。经所谓短气者众，实为难辨之证。"

【表格分析】吴氏诠释：本条为三阳合病之证治。兹列表以明之：

本条分析表	脉象	浮——太阳		
		弦——少阳		
		大——阳明		
	症状	发热·不得汗——少阳证		耳前后肿（少阳阳明共有证）——刺之以泄其邪
		胁下及心痛		
		短气·腹满·鼻干·嗜卧·身目黄·小便难·潮热·久按之，气不通——邪气充斥·阳明郁闷	阳明证	
	治法	无余证者·外不解·	脉续弦者·是阳明证已罢·少阳表邪尚存·与小柴胡汤以解外	
			脉但浮·是无阳明少阳证·惟太阳之表邪未解·与麻黄汤以解外	
		内不解	不尿·腹满不哕者·不治	

237/234 阳明病：脉浮而紧，咽燥，口苦，腹满而喘，发热，汗出，不恶寒，反恶热，身重；若发汗，则躁，心中愦愦，而反谵语；若加温针，必怵惕，烦躁，不得眠；若下之，则胃中空虚，客气动膈，心中懊侬，舌上白苔者：栀子豉汤主之。

【证方辨择】山田集成："阳明病至身重之二十七字，乃热结在里而无燥屎之证，与前三阳合病条同焉，宜与白虎汤，以挫其热，若认其脉之浮，以为表未解而发其汗，则津液越出，大便为硬，令人烦躁心乱而反谵语，乃承气证也。谓之反也，乃其发汗非徒无益，反使增剧也。若加温针，则致火逆，怵惕烦躁不得眠，所谓太阳伤寒者加温针必惊是也，乃桂枝去芍药加蜀漆牡蛎龙骨汤，桂枝甘草龙骨牡蛎汤等证也。若认其腹满汗出恶寒，以为有燥屎而下之，则胃中空虚，客气动膈，令人心下痞硬，所以然者，以本无燥屎，乃甘草泻心汤证也。"

【独家异见】曹氏发微：主张订正原文"阳明病"为"三阳病"："此节为三阳合病，前条已订正之。此云阳明病者，误也。夫太阳伤寒提纲曰脉浮紧，此当以麻黄汤以汗者也。少阳提纲曰口苦咽干目眩，设兼见胁下硬满干呕不能食往来寒热诸证，此犹当用小柴胡汤以汗之者也，说详太阳篇。阳明提纲为不恶寒反恶热，阳明从中气化，故胃中未经化燥，有身重喘满之太阴证。若见潮热手足汗出，则胃中已经化燥，此当用三承气以下之者也。惟温针三阳并忌之。阳明一证，但热不寒，医虽至愚，断不至误用温针。故仲师于阳明篇中，未垂明诫。若太阳篇，太阳伤寒加温针必惊。少阳篇，吐下发汗温针谵语，则固言之详也。若此证既从外泄，胆火因炽，于是手足不得宁静，坐卧不知所安，胆胃之热，上蒙心神所寄之脑部，亦且恍惚而时发谵语。即以不恶寒、但恶热而下之，胃中津液下泄，胃底胆汁既虚，少阳浮火，亦必冲动膈上，而心中为之懊憹，似愠似怒，似憎似悔。所以然者，药宜于太阳者，或转为阳明、少阳所忌，药宜于阳明者，或不免为少阳所忌故也。要之此证为湿热内蕴，试观土润溽者，则地生苔藓。故验其舌生黄腻之苔，即为湿热之明证，但须栀豉汤轻剂，以清里疏表，而其湿热已解。盖此证全属气分，虽曰三阳合病，究非实热可比。葛仙翁《肘后方》、淡豆豉治伤寒、主能发汗、虽不尽然、然必非吐剂。太阳篇云：发汗吐下后，虚烦不得眠，若剧者必反覆颠倒，心中懊憹，栀豉汤主之。救逆之法与此条正相类也。"

238/142 太阳病，脉浮而动数（浮则为风·数则为热·动则为痛·数则为虚），头痛，发热，微盗汗出，而反恶寒者——表未解也。医反下之：动数变迟，头痛即眩（胃中空虚·客热动膈），短气，躁烦，心中懊憹（阳气内陷），心下因硬，则为结胸：大陷胸汤主之。（一）」若不结胸，但头汗出，余处无汗，齐颈而还，小便不利：身必发黄也。（二）」

【独家异见】山田集成："浮则为风云云三十三字，王叔和注文误入者也。按：'盗汗'二字，恐六朝以降之名，非汉时语，《内经》中亦未有之，《六元正纪大论》则谓之寝汗。膈内拒痛云云二十字，甘草泻心汤及栀豉汤条文，错乱入于此者也，今并删之……"其删后条文为："太阳病，脉浮而动数，医反下之，动数变迟，阳气内陷，心下因硬，则为结胸，大陷胸汤主之。"

239/337 少阴病：饮食入口则吐，心下温温欲吐，复不能吐；始得之，手足寒，脉弦迟者——此胸中实，不可下也：当吐之。（一）」若膈上有寒饮，干呕者——不可吐也：当温之，宜四逆汤。（二）」

【中西汇通】卢氏讲义："温温，即愠愠，古通用。心中，《玉函》作心下。少阴病，指始病不发热，手足寒言之。饮食入口，心下愠愠，欲吐不吐，当有远膈脏器之反射刺激，使延髓中之呕吐中枢兴奋所致。呕吐初起，必先作恶心，继则发汗流涎，胃肌层横膈膜腹筋同时起收缩运动，遂压迫胃腑而起呕吐焉。此之欲吐不能吐，是呕吐神经中枢虽兴奋，而胃肌层横膈膜腹筋之收缩运动，不能同时完成故也。脉弦迟，有类阴脉。手足寒，亦类阴证。阴证当温，今曰胸中实者，则必有胸中实之证候。厥阴篇，病人手足厥冷，脉乍紧者，邪结胸中，心下满而烦，饥不能食者，病在胸中，当吐之，宜瓜蒂散。与此同理，惟其心下满而烦，饥不能食者，欲吐不能吐，手足寒，脉弦迟者，为邪结在胸中之诊。故曰：胸中实。实为邪结，非阴证，故不当温。实在胸中而不在肠，故不当下而当吐。手足寒者，呕吐神经中枢兴奋时，影响及于血管运动神经中枢，以反射作用，使末梢血管为之收缩故也。旧说以为胸中阳气被阻，不能宣达，虽属想象，亦颇契合病机。膈上有寒饮，当指膈膜邻近有病理之渗出物，且复压迫胃腑而呕。曰：干呕，胃中无物也。欲吐不得吐，其势郁而不宣，故当吐。干呕，气逆而不降，故当温，自必有其他阴寒脉证可据，所以宜四逆汤也。凡呕吐之初，因迷走神经反射亢进，脉搏迟缓，动脉血压因之亢进。呕吐之后，脉转数疾，血压随之而降。故凡有心脏疾患时，切禁吐法。即自动呕吐，亦属严重之候。今曰不可吐，当温之，宜四逆汤也。当有心脏衰弱之证在，所谓少阴病者也。"

240/346　伤寒：脉迟、六七日，而反与黄芩汤、彻其热（脉迟为寒·今与黄芩汤·复除其热）；**腹中应冷，当不能食；今反能食：此名除中——必死。**

【本证病理】卢氏讲义："此条证候，似为太阴病自利而发热者。或厥阴病阳回而发热利未止者。其分别处在脉迟。除发热自利外，更无实热证候。医但以发热下利而与黄芩汤，所以误也。腹中冷，其人当吐利。今不吐利，当不能食，而反食者，为反常现象。以苦寒药之作用，减低氧化机能，杜绝体温之生成，体工最后反应之一着，乃为摄取饮食物以补充滋养料耳。濒死之消耗性热性病人，久绝饮食，胃气乍动而思食者，投箸而死，事固有之。所不同者，一为自然之趋势，一因误药促其反应耳。除中，为当时术语，涵义当如山田所释者。"

附录

《伤寒论》中针灸疗法
陈居霖

编述者按：著者陈氏精岐黄，擅针灸，通西学，善著书，可称医界全能上手。本篇专讲大论中之针灸疗法，乃罕见之名作也。

（一）太阳病，初服桂枝汤，反烦不解者，「**先刺风池·风府**」，却与桂枝汤则愈。

（二）太阳病，头痛，至七日以上自愈者，以行其经尽故也。若欲作再经者，「**针足阳明**」使经不传，则愈。

（三）伤寒，腹满，谵语，寸口脉浮而紧，此肝乘脾也，名曰纵，「**刺期门**」。

（四）伤寒发热，啬啬恶寒，大渴欲饮水，其腹必满，自汗出，小便利，其病欲解，此肝乘肺也，名曰横，「**刺期门**」。

（五）阳明病，脉浮而紧，咽燥口苦，腹满而喘，发热汗出，不恶寒，反恶热，身重，发汗则躁，心愦愦，反谵语，「**若加温针**」，必怵惕，烦躁不得眠。若下之，则胃中空虚，客气动膈，心中懊憹，舌上苔者，栀子豉汤主之。若渴欲饮水，口干舌燥者，白虎加人参汤主之。若脉浮，发热，渴欲饮水，小便不利者，猪苓汤主之。

（六）阳明病，下血，谵语者，此为热入血室，但头汗出者，「**刺期门**」，随其实而泻之，濈然汗出则愈。

（七）妇人中风，发热恶寒，经水适来，得之七八日，热除，而脉迟身凉，胸胁下满，如结胸状，谵语者，此为热入血室，「**当刺期门**」，随其实而泻之。

（八）少阴病，得之一二日，口中和，其背恶寒者，「**当灸之**」，附子汤主之。

（九）少阴病，吐利，手足不逆冷，反发热者，不死；脉不至者，「**灸少阴七壮**」。

（十）少阴病，下利，脉微涩，呕而汗出，必数更衣，反少者，「**当温其上，灸之**」。

（十一）伤寒六七日，脉微，手足厥冷，烦躁，「**灸厥阴**」，厥不还者死。

（十二）伤寒脉促，手足厥逆，「**可灸之**」。

（十三）下利，手足厥冷，无脉者，「**灸之不温**」，若脉不还，反微喘者，死。下利后，脉绝，手足厥冷，晬时脉还。手足温者生，脉不还者死。

以上是汉朝医学大家张仲景医师所著《伤寒论》中条文，计共十三条，都是有关使用针灸来治病的，我们读了之后，便知仲景不只是一个方脉名手，而且还是一个很内行的针灸家，怎样见得呢？他用分布有枕小神经和枕大神经的风池穴，与及分布有第三枕神经和枕大神经的风府穴，来治疗外感头痛和恶寒发热的烦躁不安，在临床上重刺激这两个属于头部的主要穴，是可以减轻甚至解除上述症状的。风池穴对头痛很好用，我曾治一刘姓妇人，患头项神经痛及肩胛神经痛，其痛以后头与项部最剧烈，自诉痛时必觉有筋牵引到前头部，极感不适，我在风池穴替她刺进一针，彼感觉影响到前头部的痛觉，立见轻快，以后不再发了。所以仲景《伤寒论》不只方药是从临床经验得来，即针灸也是从临床经验得来的。（见原文第一条）

仲景对于外感经过一周以上不愈的，恐怕疾病会影响到胃肠时，痊愈更慢，便主张针足阳明胃经，这经的主要穴位如头维、天枢、足三里、内庭等，治疗头痛和兼消化性发热，有着一定的效果。（见原文第二条）

期门分布有肋间神经的外侧皮枝，仲景使用这穴来泻除由高热而引起的神经症状（谵语），和消化症状（腹满），而不用中脘、胃俞、或水分、大小肠俞等穴，这是值得研究的。（见原文第三、四条）

高热时不能使用针上灸法（温针），误用会引起病人心跳，和神经不安与失眠，仲景已明白地指出，可知针灸医者，治病必要识病。对诊断寒、热、虚、实的中医基本概念，怎能够不懂呢？（见原文第五条）

艾灸，在治疗上对人体所产生的作用，以日本原志免太郎氏所著的《灸法医学研究》最为详细。灸治可以使体温上升，因此遇有晕针（一时性休克）的处置，在我认为灸治胜过针治，灸又可以使脉搏发生变化，我曾治一周姓病人，来诊时脉搏一分钟六十二次，沉细无力，经直接施灸四天，脉搏改进为八十五次，比较初诊时增加二十三次，这不能不说是灸治的效果。

仲景对于心脏衰弱（少阴病）而引起的体温下降，主张用灸法来强心生温，实在很有见地，同时又断定经过了灸治之后，心弱仍旧无法挽回（无脉），体温依然不见上升的话，便可能会死亡。（见原第八、十、十三、十四条）

心脏衰弱病人的呕吐与泄泻，仲景用足少阴肾经的经穴来灸治（主要穴如太溪、照海、涌泉等等），他又在足厥阴肝经的经穴上施灸（主要穴如期门、章门、太冲等），来治疗因心弱、肢冷而引起的虚性神经症状（烦躁）。并且声明灸了之后，病人手足仍然冰冷，也很可能会死亡，可知仲景的医学史经验的，实践的。（见原文第九、十一条）

此外《伤寒论》原文尚有三条，是与灸有关的，兹引述如下：

第一条：太阳病，二日烦躁，「**反熨其背**」，而大汗出，大热入胃……其人足心必热，谷气下流故也。

第二条：阳明病「**被火**」，额上微汗出，而小便不利者，必发黄。

第三条：风湿为病，脉阴阳俱浮…「**若被火者**」，微发黄色，剧则惊痫，时瘛疭；「**若火熏之**」，一逆尚引日，再逆促命期。

仲景在这三条文字中，都是指出热病禁灸，如果违背了治病原则，病势必然会恶化的。

我们知道《伤寒论》中使用汤药治病占绝大多数，但从这很少数的十三条有关针灸治疗的原文研究，可以了解仲景对于治疗机能亢进的三阳病（太阳、阳明、少阳），有时是需要使用针刺去协助的，对于治疗机能衰减的三阴病（太阴、少阴、厥阴），有时是需要使用艾灸去协助的。针与灸的使用，绝无混乱，而且更意味到仲景用穴是很精简的，所以我说仲景是个很内行的针灸家，就是这个缘故。

伤寒名著八家传介录

◇依引录八家释文多寡为序◇

（一）卢氏实用伤寒论讲义　卢觉愚著

陈郁氏序卢著曰"东官卢君觉愚笃好方书，服膺仲景，尝慨心传之浸失，六经奥义之难明，爰取今本《伤寒论》，博稽名家传注，证以临床治验，撷取精华，详加训解，顾犹不惬于心，更采东西医说，求其汇通，颜曰《实用伤寒论讲义》，是书也，非特仲景之旨，晦而复明，而借镜现代医药之新知，阐扬固有学术之真谛，盖煌煌乎医门之鸿著焉。"张公让氏亦有序，略云："卢君邃于医，好学深思，精进不懈，致力于医学垂四十年，于《伤寒论》尤寝馈有素。曾任东华医院中医长多年，以其余力倡办医师研究所，本讲义以新学说印证古义，更本经验心得，发挥尽致，洵佳作也。"

著者自序曰："《伤寒论》为习医必读之书，穷六经之变，赅百病之治，抉千古鸿濛，垂万世 之法则，实为医门之正眼法藏。医欲识病治病，舍此未由。曩于香江创设医学讲座，以是为主要教材。从学之士，诚服无间。是知百川朝宗于海，治医而不读《伤寒论》，或读焉而不明其理，探其蕴，潜会默运而致其用，譬如航断潢港而期至于海也。"

又、本著属稿于一九三九年己卯十月，成于辛巳八月，旋因香江陷落，文稿同付劫难，本著亦多散佚，重注整理，方复旧现。庚寅（一九五〇年）重到香江，觉人事变迁，不堪回首。乙未仲夏（一九五五年）作本著"后序"，秋出版。

（二）伤寒论今释　陆渊雷著

一九三一年八月，章炳麟氏序陆著曰："自《伤寒论》传及日本，为说者亦数十人，其随文解义者，颇视我国为审慎，其以方治病，变化从心，不滞顾常者，又往往多效。令仲景而在，其必曰，吾道东已。陆子综合我国诸师说，参以日本之所证明，有所凝滞，又于远西新术校焉，而为今释八卷。陆子少尝治汉儒训诂之学，又通算数物理，其用心精，故于医术，亦不敢率而言之。书成示余，余以为通达神旨，疗治必效，使汉师旧术，褒然自成为一家。今虽未也，要以发前修之锢惑，使后进者得窥大方，亦庶几近之矣。"一九三〇年十二月，自作"叙例"："余少壮之年，弃儒学医，受《伤寒论》于武进恽铁樵先生，又请益于余杭章太炎先生。家君亦宿尚方术，过庭之训，不仅诗礼，以为《伤寒论》，经方之冠首，治疗之极则，学医所必用也，是以沉潜反覆，研索独勤。"又曰："用古人之法，释以今日之理，故曰今释。"又曰："大论精粹，在于证候方药，其有论无方之条，多芜杂不足取。"一九四〇年五月，陆著再版，自作后叙，谓："以近年之见，发觉谬误尤多，举其大纲八端……"云云。提醒读者良多。一九五五年六月间，报载："陆渊雷先生因患肺气肿，导致心脏衰竭，在上海华东医院医治无效，不幸于六月一日逝世，享年六十一岁。"医界悼惜。

（三）伤寒论来苏集　柯琴著

柯韵伯，名琴，清慈溪县人，闭户读书，不求闻达，研究医学，尤通伤寒金匮之学，痛古今聚讼者多，无所折衷，遂著医书行世。罗东逸辑《古今名医方论》，采取琴之学说为多。著有《伤寒来苏集》，《伤寒论注、论翼》及《内经合璧》等书。其《伤寒论》注序曰，丙午秋，校《内经》始成，尚未出而问世，以伤寒为世所甚重，故将仲景书，校正而注疏之。分篇汇论，挈其大纲，详其细目，证因类聚，方随附之，倒句讹字，悉为改正，异端邪说，一切辨明，岐伯仲景之隐旨，发挥本论各条之下，集成一帙，名《论注》云。

武进曹氏医学读书志云："柯氏民间行本医书三种。《伤寒论》注四卷，《伤寒论翼》二卷，总名《来苏集》，慈溪柯琴撰。琴字韵伯，号似峰，本儒者，工诗，好为古文辞。尝读《伤寒论》，病方氏条辨之妄定，喻氏尚论之矜奇，乃逐条逐句，细加严勘，摘出脱文衍文，倒句冗句，或删或正，皆条理舒畅，议论明晰。惟以何者为仲景之言，何者为王氏之笔，并辟林、成二家三百九十七法之谬，及改讹补阙诸字，仍不免蹈文人擅作聪明之习，似失注者之本分。至谓伤寒杂病，异轨同辕，六经本为百病立法，不专系伤寒，实传仲景数千年来未火之薪，厥功伟矣。"

（四）伤寒论集成　山田正珍著

日本山田正珍（宗俊甫）所著《伤寒论集成》，冠医官丹波元简撰序曰："宗俊为人，似钝啬而才敏，有崖岸而谦虚，洽闻强识，目下无比。其生平当群讲朋会，浮白谈笑之际，片言只语，苟得关涉《伤寒论》者，便以为注解之资。况其读书，勿论经典子史，及历代医籍，即至浏览山经地志，杂钞猥药，道佛二藏，亦复尔尔。又况其仰诵伏思，朝验夕试之苦心，其庶几欤。是以集成之书，博而要，精而核，微言大义，焕然著名矣。"

凡例云："曩余著《伤寒考》一编，略疏全论大旨，并及一二名义，略附仲景氏事迹，以授门徒。其后历时稍久，所得日新，验诸事实，增知其确的无疑，因扬榷古今注家，辑其精英，芟其芜杂，附以管见，集而成编，是其所以名曰集成也。"

丹波序续云："惜乎书成未及刻，宗俊溘然而逝，呜呼，凌云之木，摧于震雷，千里之车，忽而折轴，孰不陨泪，然而其三十年之真血，全然存于此书，足嘉惠后学，救济生灵，则可谓宗俊死而不死焉。——庚戌宽正二年春正月。"

（五）伤寒论诠释　吴国定著

吴国定，现年五十余岁，四川，三台人，四川国医学院毕业。早岁，慕徐霞客为人，出阳关，越戈壁，登昆仑，跨天山，揽胜探奇，漫游乎大西北。所谓行万里路，读万卷书，吴氏有之。一九四九年避乱到台，悬壶济世。诊暇手著《伤寒论诠释》，于一九六四年十一月出版。近又辑成《内经生理学》一卷，正计划付印中。论文若干篇散见各医药学专刊，深博读友赞佩。又自一九六二年夏担任中国医药学院教授迄今，主讲《伤寒论》等课。旧说透彻，颇获好评。吴氏对中医师考试政策素富研究，曾著专篇讨论应考研读书目甚详，备受主管当局重视。频年应聘担任考试委员多届，衡鉴惟允，平实是务。其《伤寒论诠释》自序有曰："中医药学是中华固有文化之一环。阐扬固有文化固全民之任务，继先圣绝学则业者之专责。今之阐扬文化，非无条件之吸纳，以古人之见知未必同于今人，其义理适之于古者未必适于今，甚者大相刺谬，如阴阳五行五运六气之为世诟詈，则时代之趋势使然。故言发扬国故，则应分别短长，比较古今思想，融会新旧知识，择其善者从之，其不善者舍之。是书之作，即本是言。"籍见诠释内容乃择善而适时者！

（六）伤寒论注·明理论　成无己著

成无己，宋聊摄人，后地入于金，故或题金人。世习儒医，无己尤赅博群书，祖述仲景伤寒，辨析表里虚实，极其旨趣，有《伤寒论注》十卷，《明理论》三卷，以王叔和定本，而加以注释，在《伤寒论》诸注中，为最古。严器之序云：聊摄成公，家世儒医，性识明敏，记问赅博，撰述伤寒，义皆前人未经道者，指在定体分形析证，若同而异者明之，似是而非者辩之，释战栗有内外之诊，论烦躁有阴阳之别，谵语郑声，令虚实之灼知，四逆与厥，使深浅之类明，始于发热，终于劳复，凡五十篇，名之曰《明理论》，所谓真得长沙公之旨趣也。

张孝忠序云："《注解伤寒论》十卷，《明理论》三卷，《方论》一卷，聊摄成无己所作，自北而南，盖两集也。予以绍熙庚戌入都，得前十卷于医者王光廷家，泊守荆门，又于襄阳访后四卷得之，望闻问切，治病处方之要，举不越此。古今言伤寒者，祖张长沙，但因其证而用之，初未有发明其意义，成公博极精研，深造自得，本难素灵枢诸书以发明其奥，因仲景方论以辨析其理，极表里虚实阴阳生死之说，究药病轻重去取加减之意，毫发了无遗恨，诚仲景之忠臣，医者之飞大法也。"

（七）医宗金鉴订正伤寒论注　吴谦等编撰

清乾隆四年十一月，谕修医书，至乾隆七年十二月纂修告成。总修官为太医院右医判吴谦及刘裕铎。下有纂修官，副纂修官，校阅官、收掌官、誊录官、劾力誊录官，武英殿监造等多员。内有订正仲景全书，包括《伤寒论注》《金匮要略注》。经中凡错简遗误，文义不属，应改补删移者，审辨精核，皆详本条经文之下。其有全节文义不相符合，绝难意解者，另汇二帙，一曰正误，一曰存疑，附卷末。每方必审究立方主治之理，君臣佐使之相辅，功能性味之相合，一一解于其后。即方中用水之甘澜麻沸，火之宜文宜武，煎之缓急，渍之迟速，服之频顿，莫不多有适病之宜。考吴谦，大兴县人，专崇仲景之学，颇受知于清高宗。谦于余暇，详加删订，专成八九，一并发交太医院开馆纂修，是《金鉴》之成，以谦本为蓝本可知。

（八）曹氏伤寒发微　曹家达著

曹家达，字颖甫，号拙巢，江苏江阴人，清末举人，入民国不仕。治素灵及仲景经方，精于医理，悬壶沪渎，所治辄效。凡伤寒危证，时医束手，一经先生处以重剂，无不沉疴立起。任上海中医专门学校教授多年，如时贤程门雪、章次公、严苍山、秦伯未、张赞臣等，皆为其弟子。廿六年抗战军兴，避难回江阴原籍。及淞沪沦陷，江阴继之，敌寇迫令出为地方维持会长，拒之再三。敌寇不可，慑之以兵。先生大骂不绝口，为敌枪杀死，其气节有如此者！抗战中，吾医家之死国难者，先生为第一人，盖死虽其事，殉非其职，此其尤难也。殉难时年七十余。著有《伤寒发微》《金匮发微》《经方实

验录》（其门人姜佐景录师案并自加按语所成者）等书，医林重之。兼工诗古文辞，有《气听斋集》。（无言稿）

经方实验录·姜佐景撰曹氏传略称："盖先生之临险证也，明知其难治，犹必殚精竭虑，为之立方而后安。曰：毋有方而不用，宁不效而受谤。又曰：必求其生而不可得，则死者与我皆无遗憾也。卒也赖以生者多，而出怨谤者鲜。然而先生之道不盛行也如故，抑亦奇矣！傥所谓阳春白雪，曲高和寡者耶？"

以上传介八家名著既迄，容总评其特点如次作结：

八家名著特点	卢氏讲义	阐扬病理	最精新可从
	陆氏今释	介绍东医	最周详可敬
	柯氏来苏	判断难题	最公明可服
	山田集成	考据典故	最翔实可靠
	吴氏诠释	搜评诸注	最博雅可观
	成氏明理	始创注解	最难能可贵
	金鉴论注	钻研脉诊	最微妙可赏
	曹氏发微	指点方治	最确切可师

伤寒著作多家简介录
◇依引用各家注文先后为序◇

  程应旄 字郊倩，清新安县人。著：《伤寒论后条辨》《伤寒论赘余》《医经句测》等书。

  余无言 江苏射水人。著：《伤寒论新义》《金匮要略新义》等书。

  恽铁樵 江苏武进县人，寄籍上海。著有《药盦医学丛书》等。

  汪 琥 字苓友，清康熙中，长洲县人。著：《伤寒辨证广注》《张仲景中寒广注》十四卷。

  王叔和 晋高平人。著：《脉经》十卷，《脉诀》四卷，《脉诀图》要六卷，《脉赋》一卷等书。

  魏荔彤 字念廷，清直隶柏乡县人。著：《内经注》《伤寒论本义》十八卷，《金匮要略本义》三卷等书。

  喻 昌 字嘉言，明清间，江西新建人。著：《医门法律》十二卷，《尚论》八卷，《寓意草》四卷等书。

  钱 潢 字天来，清初人。著：《注素问》二十篇，《伤寒证治发明溯源集》二十篇等书。

  张志聪 字隐庵，清钱塘县人。著：《素问集注》《灵枢集注》《伤寒论注》《金匮要略论注》《本草崇原》《侣山堂类辨》等书。

  陆懋修 字九芝，清元和县人。著：《世补斋医书》。

  陈念祖 字修园，清长乐县人。著：《神农本草经读》《灵素集注节要》《伤寒论浅注》《金匮要略浅注》《景岳新方砭》等数十种。

  方有执 字中行，明歙县人。著：《伤寒论条辨》五卷。

  张介宾 字惠卿，号景岳，明山阴人。著：《景岳全书》《类经》等书。

  陶弘景 字通明，南北朝秣陵人。著：《本草经集注》《名医别录》等书。

  徐 彬 清康熙时人。著：《金匮要略论注》二十四卷，《伤寒原方发明》

等书。

余　岩　字云岫，浙江人，寄居上海。著：《古代疾病名候疏义》等书。

巢元方　隋人。大业中，奉诏撰《诸病源候论》五十卷。

汤本求真　日人，金泽医学专门学校卒业，和田启十郎弟子，著：《皇汉医学》。

王肯堂　号宇泰，字念西，明金坛人。著：《古今医统正脉全书》《证治准绳》等书。

周扬俊　字禹载，清吴人。著：《金匮要略补注》《金匮玉函经二注》《伤寒论三注》等书。

张　璐　字路玉，吴县人。著：《伤寒大成》《诊宗三昧》《张氏医通、衍义》等书。

丹波元简　字廉夫，日本东都人。著：《聿修堂医学丛书》《伤寒论辑义》《金匮玉函要略辑义》《素问识》《灵枢识》《药治通义》《脉学辑要》《医略钞》《救急选方》《医賸》《经穴纂要》等书。

丹波元坚　日人，元简子。著：《伤寒论述义》《金匮要略述义》等书。

尤　怡　字在泾，号拙吾，清长洲县人。著：《伤寒贯珠集》《金匮心典》《医学读书记》《尤氏医案》《评选静香楼医案》等书。

陈平伯　清时人，见王士雄温热经纬引，籍贯不详。

楼英明　字全善，萧山县人。著：《仙岩文集》二卷，《气运类注》四卷，《医学纲目》十四卷。

王子接　字晋三，清长洲县人。著：《绛雪园古方选注》三卷，《得宜本草》一卷，《伤寒古方通》二卷等书。

阎德润　近人，曾寄居上海。著：《伤寒论评释》等书。

唐宗海　字容川，四川彭县人。著：《伤寒论浅注补正》《金匮要略浅注补正》《中西汇通医经精义》《血证论》等书。

香川德修　日人，著：《一本堂药选》。

张锡驹　字令韶，清康熙中，钱塘县人。著：《胃气论》《伤寒直解》等书。

张从正　字子和，号戴人，睢州考城人。著：《儒门事亲》《伤寒心镜》《六门二法》等书。

李时珍　字东璧，明蕲州人。著：《本草纲目》《奇经八脉考》《濒湖脉学》

等书。

浅田宗伯 日人，著：《伤寒辨要》《杂病辨要》《伤寒杂病辩证》《勿误药室方函口诀》《橘窗书影》等书。

陈继文 福建人，著：《伤寒论新释》《金匮要略新释》《内科妇科小儿科辩症处方指南》等书。

徐大椿 字灵胎，清吴江县人。著：《神农本草经百种录》《难经经释》《医学源流论》《兰台轨范》《医贯砭》《慎疾刍言》《洄溪医案》等书。

陈居霖 广东清远人，现任香港现代中医药学院院长。著《现代中医内科学》，包括传染病疗法，消化器病疗法，循环器病疗法，呼吸器病疗法等书册，兼出版"现代中医药杂志及丛书"等。

编述者按：综阅上列"八家传介录"和"多家简介录"，籍知诸家《伤寒论》注释之工作，有由政府权力创办者，有由学者独自主持者。后者呕心沥血，焚膏继晷，不仗毅力，安观厥成？其成书之过程，大率先经一段群书钻研时期，续经一段临床实验时期。必俟积有丰富腹稿，方能开始从容著述。其时间短缩者三五年，缓长者二三十年不一。足见一辑之成，良非易事。后人安闲享读，堪称清福矣。第学术演进，无有止境，方今举世医药学识技术，日新月异，而东邻贤达，亦能突飞猛进，令人拭目相看，然则吾中国医学夙具有光荣之历史，实应继创灿烂之将来。揆诸学术盛衰，一士有责之义，吾界青年健者，盍速奋起！

基本药物列名表

桂枝	芍药	葱白	瓜蒂	蜀漆	龙骨	猪皮	猪胆汁
麻黄	杏仁	细辛	升麻	蜀椒	牡蛎	葶苈子	赤小豆
葛根	桔梗	贝母	生地	铅丹	人尿	五味子	赤石脂
石膏	知母	竹叶	泽泻	阿胶	桃仁	吴茱萸	梓白皮
大黄	枳实	芒硝	麻仁	甘遂	巴豆	茵陈蒿	白头翁
栀子	香豉	茯苓	通草	大戟	连轺	旋覆花	天门冬
柴胡	黄芩	猪苓	滑石	芫花	黄柏	土瓜根	麦门冬
黄连	半夏	葳蕤	海藻	水蛭	生姜	商陆根	瓜蒌实
附子	人参	秦皮	乌梅	虻虫	干姜	代赭石	瓜蒌根
白术	厚朴	当归	白粉	白蜜	清酒	禹余粮	鸡子黄
甘草	大枣	饴糖	粳米	文蛤	苦酒	烧裈灰	鸡子白

《伤寒论》全部药方之适应证

潘澄濂原著　姜佐景编录

编述者按：①本编从《中国医药》第五卷第三·四期转载。特先声明并致谢。②原著者潘氏早年毕业于上海国医学院，曾从曹师颖甫受课，旋著《伤寒论新解》一书，再版发行。③潘著新解特点之一，为能指出论中各方之适应证，即西医学所称之适应证是。故特尽量摘录以成本篇。④如是引导古方治疗现代时髦病症，良属沟通中西医学之一理想桥梁。亦可作"古方不能治今病"之有力反证，弥足珍贵。⑤原书中约30方未附适应证，兹"摘录"书中词句，并别采卢氏讲义补充之，俾成完璧。⑥本篇可共本书中之"伤寒论全部药方分类录"合观，即知第（1）方为桂枝汤也。

第（1）方·适应证：外感传染病，鼻黏膜起炎症变化，食管痉挛等之解热剂。此方为众方之嚆矢，诸方之基本，故治疗范围颇广。但若其人本有肺脓疡（肺痈），或胃溃疡之宿疾者，则不宜本汤，因将使其病复发也。又若酒客胃内容之酸度较浓于常人者，或罹胃酸过多症者均不可与本汤，因红枣甘草将激刺胃壁分泌神经，使游离盐酸分泌更增，而令胃壁之运动神经，或呕吐中枢易起反射之作用。

第（2）方·适应证：治奔豚气上冲剧痛者。在西医学方面尚难找到恰当之病名。（别采）

第（3）方·适应证：腹壁神经痛，胃神经痛，下痢，偻麻质斯性神经痛。

第（4）方·适应证：赤痢，消化不良，腹壁神经痛。

第（5）方·适应证：肠窒扶斯并发气管枝炎及胃肠性流行性感冒。

第（6）方·适应证：汗后，体温仍未降低，而心脏衰弱，运动神经麻痹者。（摘录）

第（7）方·适应证：表证未除，胸胁苦满，淋巴分泌旺盛者。（摘录）

第（8）方·适应证：为强心剂用，可治疗诸衰弱证。

第（9）方·适应证：本方有敛固镇静之效，对于低降血管壁之渗漏，增

加活血酵素之力量，及制止神经之兴奋，用广效确。（别采）

第（10）方·适应证：是为温补安神剂。（别采）

第（11）方·适应证：衰弱性下痢，及胃扩张。

第（12）方·适应证：功能催进循环，扩张血管，使表层血运畅利，供给大量氧气于肌腠间，增加蒸发作用。（别采）

第（13）方·适应证：治神经衰弱，消化机能锐减，胃肌肉萎缩，营养障碍等。（别采）

第（14）方·适应证：心脏病，脚气，胃疾患等。（潘氏认本方应去芍药，不去桂枝）

第（15）方·适应证：流行性感冒，气管枝炎，哮喘，麻疹，肠窒扶斯，及他种热病之初期等。

第（16）方·适应证：肺炎，气管枝加答儿，伤寒，麻疹，及其他热性病之并发呼吸器系疾患等。

第（17）方·适应证：哮喘，肾脏炎。

第（18）方·适应证：同后（19）。

第（19）方·适应证：伤寒，恶性疟疾状之并发气管枝炎者。

第（20）方·适应证：同前（19）。

第（21）方·适应证：衰弱性感冒，慢性肾脏炎。

第（22）方·适应证：治急性传染病之心脏型病人，初起发热脉沉，无腹痛吐利症者。

第（23）方·适应证：气管枝之流行性感冒，气管枝炎，及急性肺炎等。

第（24）方·适应证：各种急性热病之初起症，因葛根为清凉性解热药，在肌表间能和缓神经之紧张。（别采）

第（25）方·适应证：治葛根汤证之兼呕吐者。或云可治感冒发热，兼胃扩张，积水而呕者。（别采）

第（26）方·适应证：大肠加答儿，下利，肠窒扶斯下利，胃肠性流行性感冒。

第（27）方·适应证：治桂枝汤证之兼项背强者，因葛根擅治项背强。（别采）

第（28）方·适应证：治一般热性病之发热烦渴汗出脉洪大者。

第（29）方·适应证：治热性病之要方。

第（30）方·适应证：宜用于热病之中期及末期，微热余热未尽未清者。（别采）

第（31）方·适应证：急性肠加答儿，肠窒扶斯。

第（32）方·适应证：胃炎，便秘证，肠窒扶斯，及其他热性病之大便不通证。

第（33）方·适应证：胃肠病，肠窒扶斯，赤痢，脚气，脑膜炎，以及其他热性病等。

第（34）方·适应证：产后诸证，经闭带下，男女之生殖器疾患，徵毒，神经痛，局部循环障碍，腹膜炎，肺栓塞，打扑疼痛等。

第（35）方·适应证：同"桃核承气汤"。

第（36）方·适应证：水肿病，渗出性肋膜炎。

第（37）方·适应证：食道加答儿。单纯性急性胃加答儿，干性肋膜炎。

第（38）方·适应证：心囊水肿，胸水等。

第（39）方·适应证：治肾水枯涸之消渴，阴虚阳越之喘嗽，奇效。（别采）

第（40）方·适应证：胃加答儿及神经性食管疾患，用之多效。（摘录）

第（41）方·适应证：栀豉汤证复烦而显衰弱者。（摘录）

第（42）方·适应证：栀豉汤证之胃中有恶液质，时起反射作用者。（摘录）

第（43）方·适应证：混合性胃疾患。

第（44）方·适应证：衰弱性胃肠神经病。

第（45）方·适应证：黄疸热。

第（46）方·适应证：尤宜病后食复。（别采）

第（47）方·适应证：胆道狭窄或闭塞，加答儿性黄疸等。

第（48）方·适应证：疟疾，产溽热，其他之热性病。项颈淋巴结核，中耳炎，百日咳（日、和田先生发现）。气管枝炎，肋膜炎，肝脏病，黄疸等。

第（49）方·适应证：肠窒扶斯，赤痢，肠加答儿，腹膜炎，肛门周围炎等。

第（50）方·适应证：治小柴胡汤证之有大便秘结，日晡潮热者。

第（51）方·适应证：宜神经质病人，因误治而神经过敏，变生诸证者。

（别采）

第（52）方·适应证：小柴胡汤证，与桂枝汤证并合者。《外台》治心腹卒中痛者。

第（53）方·适应证：疟疾，慢性胃炎，神经衰弱，歇斯底里，心脏瓣膜病，肺气肿，衰弱性脚气等。

第（54）方·适应证：急性胃加答儿，胃酸过多症，小肠加答儿。

第（55）方·适应证：治胃加答儿，小肠加答儿……之并发心脏衰弱者。

第（56）方·适应证：慢性胃炎，胃弛缓症，下利。

第（57）方·适应证：急慢性胃肠加答儿。

第（58）方·适应证：胃弛缓症，胃酸过多症，急性胃肠加答儿。

第（59）方·适应证：尾台氏曰："治胃反心胸郁热，心下痞硬，故嘈杂者。胃反为吐食病，胃弛缓，胃下垂，胃扩张症也。骨蒸痨热，心胸烦闷，咳嗽干呕，或下痢者，宜此方。"

第（60）方·适应证：急性胃肠炎，及赤痢要方。（别采）

第（61）方·适应证：兼治胆腑发咳，呕苦水如胆汁者。（别采）

第（62）方·适应证：慢性胃加答儿，胃液分泌过多症，消化不良，慢性肠加答儿等。

第（63）方·适应证：食管痉挛，胃痉挛，气管枝痉挛等。

第（64）方·适应证：心脏衰弱症。

第（65）方·适应证：治心脏衰弱症。

第（66）方·适应证：治心脏衰弱症。

第（67）方·适应证：消化不良，慢性下利，神经衰弱，心脏衰弱，胃运动不全，胃扩张或弛缓，偻麻斯神经痛等。

第（68）方·适应证：慢性肌肉风痹，慢性肾脏炎，慢性心瓣膜闭锁不全症等。

第（69）方·适应证：心脏性神经衰弱症，慢性心脏病，肾脏炎，失神症等。

第（70）方·适应证：本方为强心之峻剂。

第（71）方·适应证：同前（70），加苦寒为导，有"甚者从之"之意。（别采）

第（72）方·适应证：脚气病，肾脏炎，轻型尿毒症；心脏病，腰脚挛急徵毒等。

第（73）方·适应证：尿毒症，冲心性脚气病，子痫，胃扩张等。

第（74）方·适应证：慢性下痢，心脏衰弱。

第（75）方·适应证：同"白通汤"。

第（76）方·适应证：汤本求真曰："只由急迫，而痛疼者，以本方为主治也。"

第（77）方·适应证：咽喉黏膜炎，肺脓疡，扁桃腺炎等。

第（78）方·适应证：神经衰弱症。

第（79）方·适应证：凡机能衰弱，细胞活力衰弱所引起各症。

第（80）方·适应证：脚挛急，脚顿弱，麻痹，不能步履，并治神经发作性之腹筋挛急痛。（别采）

第（81）方·适应证：治肾脏障碍之郁血尿，即小便短赤浑浊者。（别采）

第（82）方·适应证：流行性感冒，及肠窒扶斯之心脏衰弱。腰神经痛，坐骨神经痛，关节强直症等。

第（83）方·适应证：心脏瓣膜病，慢性肾脏炎，慢性胃病。

第（84）方·适应证：发作性失神症（即歇斯底里），心瓣膜病水肿。

第（85）方·适应证：眩晕症，震战症神经性心悸亢进，心瓣膜病，慢性胃疾患，水胞性黏膜炎，虹彩炎，网膜炎，耳内炎患等。

第（86）方·适应证：胃炎，胃扩张等，施用范围甚广。（别采）

第（87）方·适应证：心脏性神经衰弱，慢性腹膜炎等。

第（88）方·适应证：为一般健心剂用。

第（89）方·适应证：为健运肠胃，助吸收，止呕利之要方。（别采）

第（90）方·适应证：满性下痢，寄生虫病。

第（91）方·适应证：便秘症。

第（92）方·适应证：便秘症。

第（93）方·适应证：滋滑之品能润燥解凝，故可为灌肠之剂。（摘录）

第（94）方·适应证：同"桃核承气汤"。

第（95）方·适应证：急性肺水肿，胸水。

第（96）方·适应证：肾脏炎，慢性膀胱炎，或他种疾患经过间之小便不利。

第（97）方·适应证：胃酸过多症，及消渴。

第（98）方·适应证：声门水肿，实扶的里，气管枝及喉头之格鲁布性肺炎。

第（99）方·适应证：实扶的里。

第（100）方·适应证：痢疾，慢性腹膜炎。

第（101）方·适应证：食管狭窄。

第（102）方·适应证：凡心脏机能未衰，血管运动神经作用未失之阳证水气病。更疑能治肝硬化，门脉郁血之腹水，而非属于心脏性之水肿。

第（103）方·适应证：（任缺）

第（104）方·适应证：慢性下利。

第（105）方·适应证：肠结核，慢性下利。

第（106）方·适应证：急性膀胱炎，尿道炎，血淋。

第（107）方·适应证：慢性胃炎，胃液漏，脚气冲心。

第（108）方·适应证：传染性黄疸病，皮肤性肾炎。尾台氏曰："疥癣内攻，一身瘙痒，发热，喘咳，肿满者，加反鼻有奇效。"（反鼻即蝮蛇）

第（109）方·适应证：神经衰弱症，贫血。

第（110）方·适应证：实扶的里。

第（111）方·适应证：（任缺）

第（112）方·适应证：热性下利，赤痢等。

编述者按：日本现代研究汉方医学权威名医矢数道明博士，此次应聘来台访问，曾作多次公开演讲，其题目为"日本最近对汉医药发展情形，及其研究的新动向"。兹将演讲结论有关中国医药者简录如下："汉方医学，有《伤寒论》《金匮要略》作为依据，而加以研究，确是最好的参考书籍。由于此项著作，虽然历史悠久，因理论正确，且颇符合科学原理，故迄今仍有很多研究汉方医药学的人，作为治疗与参考之依据。正如《伤寒论》中所云：一言作诊断，一方应万病。可见汉方医药学，是值得吾人加以深刻研究的。例如，五苓散，虽系由五味生药所组成，然其用途甚广，且妙用无穷，不论普通病证，或困难之症状，随时可加以利用。"云云。观此，知日本学者崇奉仲圣方至笃，良可钦佩也。

《伤寒论》全部药方煎服法

本节所称煎服法，实包括药丸捣蜜为丸，及药散之捣筛成粉等等。盖在112首方中，丸散仅占15方，在比例上言，仅超十分之一，故并称之矣。

试就各药方之药名、药量及煎服法或制作法言，诸版本在文字上亦有发现差异者。如逢若是情形，则姑就编者见解，择其一显较为允当者录下，并随注明其版本名称，今逐方抄录如下，仍以12类分刊之。

（子）桂枝汤类

（1）桂枝汤：上五味，㕮咀三味，以水七升，微火煮，取三升，去滓。适寒温，服一升。服已须臾，啜热稀粥一升余，以助药力。温覆令一时许，遍身漐漐，微似有汗者益佳，不可令如水流漓，病必不除。若一服汗出病瘥，停后服，不必尽剂。若不汗，更服依前法。又不汗，后服小促其间，半日许，令三服尽。若病重者，一日一夜服，周时观之。服一剂尽，病证犹在者，更作服。若汗不出，乃服至二三剂。禁生冷黏滑、肉面、五辛、酒酪、臭恶等物。

（2）桂枝加桂汤：上五味，以水七升，煮取三升，去滓。温服一升。

（3）桂枝加芍汤：上五味，以水七升，煮取三升，去滓，温分三服。

（4）桂枝加黄汤：上六味，以水七升，煮取三升，去滓，温服一升，日三服。

（5）桂枝加朴杏汤：上七味，以水七升，微火煮取三升，去滓，温服一升，覆取微似汗。

（6）桂枝加附汤：上六味，以水七升，煮取三升，去滓，温服一升。

（7）桂枝去芍汤：上四味，以水七升，煮取三升，去滓，温服一升。

（8）桂枝去芍加附汤：上五味，以水七升，煮取三升，去滓，温服一升。

（9）桂枝救逆汤：上七味，以水一斗二升，先煮蜀漆，减二升，纳诸药，煮取三升，去滓，温服一升。

（10）桂甘龙牡汤：上四味，以水五升，煮取二升半，去滓，温服八合，日三服。

（11）桂枝人参汤：上五味，以水九升，先煮四味，取五升，纳桂，更煮取三升，去滓，温服一升，日再，夜一服。

（12）桂枝附子汤：上五味，以水六升，煮取二升，去滓，分温三服。

（13）白术附子汤：上五味，以水六升，煮取二升，去滓，分温三服。初一服，其人身如痹，半日许，复服之，三服都尽，其人如冒状，勿怪，此以附子、术并走皮内，逐水气，未得除，故使之耳。

（14）桂枝去桂加苓术汤：右六味，以水八升，煮取三升，去滓，温服一升，小便利则愈。

附●桂枝新加汤：上六味，以水一斗二升，煮取三升，去滓，温服一升。

（丑）麻黄汤类

（15）麻黄汤：上四味，以水九升，先煮麻黄，减二升，去上沫，纳诸药，煮取二升半，去滓，温服八合，覆取微似汗，不须啜粥，余如桂枝法将息。

（16）大青龙汤：上七味，以水九升，先煮麻黄，减二升，去上沫，纳诸药，煮取三升，去滓，温服一升，取微似汗。汗出多者，温粉粉之。一服汗者，停后服。若复服汗多，亡阳遂虚，恶风烦躁，不得眠也。

（17）小青龙汤：上八味，以水一斗，先煮麻黄，减二升，去上沫，纳诸药，煮取三升，去滓，温服一升。若渴，去半夏，加瓜蒌根三两。若微利，去麻黄，加荛花，如一鸡子，熬令赤色。若噎者，去麻黄，加附子一枚，炮。若小便不利，少腹满者，去麻黄，加茯苓四两。若喘，去麻黄，加杏仁半升，去皮尖。

（18）桂麻各半汤：上七味，以水五升，先煮麻黄一二沸，去上沫，纳诸药，煮取一升八合，去滓，温服六合。

（19）桂二麻一汤：上七味，以水五升，先煮麻黄一二沸，去上沫，纳诸药，煮取二升，去滓，温服一升，日再服。

（20）桂二越一汤：上七味，以水五升，煮麻黄一二沸，去上沫，纳诸药，煮取二升，去滓，温服一升。

（21）麻黄附辛汤：上三味，以水一斗，先煮麻黄，减二升，去上沫，纳诸药，煮取三升，去滓，温服一升，日三服。

（22）麻黄附甘汤：上三味，以水七升，先煮麻黄一两沸，去上沫，纳诸药，煮取三升，去滓。温服一升，日三服。

（23）麻杏甘石汤：上四味，以水七升，煮麻黄，减二升，去上沫，纳诸药，煮取二升，去滓，温服一升。

（寅）葛根汤类

（24）葛根汤：上七味，以水一斗，先煮麻黄、葛根，减二升，去白沫，纳诸药，煮取三升，去滓，温服一升，覆取微似汗，余如桂枝法，将息及禁忌。

（25）葛根加夏汤：上八味，以水一斗，先煮葛根麻黄，减二升，去白沫，纳诸药，煮取三升，去滓，温服一升，覆取微似汗。

（26）葛根芩连汤：上四味，以水八升，先煮葛根，减二升，纳诸药，煮取二升，去滓，分温再服。

（27）桂枝加葛汤：上七味，以水一斗，先煮麻黄葛根，减二升，去上沫，纳诸药，煮取三升，去滓，温服一升，覆取微似汗，不须啜粥，余如桂枝法。（依《玉函》）

（卯）白虎汤类

（28）白虎汤：上四味，以水一斗，煮米熟，汤成，去滓，温服一升，日三服。

（29）白虎加参汤：上五味，以水一斗，煮米熟，汤成，去滓，温服一升，日三服。

（30）竹叶石膏汤：上七味，以水一斗，煮取六升，去滓。纳粳米，煮米熟，汤成，去米。温服一升，日三服。

（辰）承气汤类

（31）调胃承气汤：上三味，以水三升，煮取一升，去滓，纳芒消，更上火，微煮令沸，少少温服之。

（32）小承气汤：上三味，以水四升，煮取一升二合，去滓，分温二服，初服汤，当更衣，不尔者，尽饮之，若更衣者，勿服之。

（33）大承气汤：上四味，以水一斗，先煮二物，取五升，去滓，纳大黄，更煮取二升，去滓，纳芒消，更上微火一两沸，分温再服，得下，余勿服。

（34）桃核承气汤：上五味，以水七升，煮取二升半，去滓，纳芒消，更上火微沸下火，先食温服五合，日三服，当微利。

（35）抵当汤：上四味，以水五升，煮取三升，去滓，温服一升，不下更服。

（36）大陷胸汤：上三味，以水六升，先煮大黄，取二升，去滓，纳芒消，煮一两沸，纳甘遂末，温服一升，得快利，止后服。

（37）小陷胸汤：上三味，以水六升，先煮瓜蒌，取三升，去滓，纳诸药，煮取二升，去滓，分温三服。

（38）十枣汤：上三味，等份，各别捣为散，以水一升半，先煮大枣肥者十枚，取八合。去滓，纳药末。强人服一钱匕，羸人服半钱，温服之，平旦服，若下少，病不除者，明日更服，加半钱，得快下利后，糜粥自养。

（39）猪肤汤：上一味，以水一斗，煮取五升，去滓，加白蜜一升，白粉五合，熬；和令相得，温分六服。

（巳）栀豉汤类

（40）栀子豉汤：上二味，以水四升，先煮栀子，得二升半，纳豉，煮取一升半，去滓，分为二服，温进一服，安者，止后服。（从《千金》）

（41）栀子甘豉汤：上三味，以水四升，先煮栀子甘草，取二升半，纳豉，煮取一升半，去滓，分二服，温进一服，安即止后服。（从《千金》）

（42）栀子姜豉汤：上二味，以水四升，先煮栀子牛姜，取二升半，纳豉，煮取一升半，去滓，分二服，温进一服，安即止后服。（从《千金》）

（43）栀子厚朴汤：上三味，以水三升半，煮取一升半，去滓，分二服，温进一服。

（44）栀子干姜汤：上二味，以水三升半，煮取一升半，去滓，分二服，温进一服。

（45）栀子柏皮汤：上三味，以水四升，煮取一升半，去滓，分温再服。

（46）枳实栀豉汤：上三味，以清浆水七升，空煮取四升，纳枳实栀子，煮取二升，下豉，更煮五六沸，去滓，温分再服，覆令微似汗，若有宿食者，纳大黄如搏棋子五六枚，服之愈。

（47）茵陈蒿汤：上三味，以水一斗二升，先煮茵陈，减六升，纳二味，煮取三升，去滓，分三服，小便当利，尿如皂荚汁状，色正赤，一宿腹减，黄从小便去也。

（午）柴胡汤类

（48）小柴胡汤：上七味，以水一斗二升，煮取六升，去滓，再煎取三升，温服一升，日三服。若胸中烦而不呕者，去半夏人参，加瓜蒌实一枚。若渴，去半夏，加人参合煎成四两半，瓜蒌根四两。若腹中痛者，去黄芩，加芍药三两。若胁下痞硬，去大枣，加牡蛎四两。若心下悸，小便不利者，去黄芩，加茯苓四两。若不渴，外有微热者，去人参，加桂枝三两，温覆微汗愈。若咳者，去人参大枣生姜，加五味子半升，干姜二两。

（49）大柴胡汤：上八味，以水一斗二升，煮取六升，去滓，再煎，温服一升，日三服。（从《玉函》）

（50）柴胡加硝汤：上八味，以水四升，煮取二升，去滓，纳芒消，更煮微沸，分温再服，不解更作。

（51）柴胡加龙牡汤：上十二味，以水八升，煮取四升，纳大黄，切如棋子，更煮一两沸，去滓，温服一升。

（52）柴胡桂枝汤：上九味，以水七升，煮取三升，去滓，温服一升。

（53）柴胡桂干汤：上七味，以水一斗二升，煮取六升，去滓再煎，取三升，温服一升，日三服，初服微烦，复服，汗出便愈。

（未）泻心汤类

（54）大黄泻心汤：上二味，以麻沸汤二升渍之，须臾，绞去滓，分温再服。

（55）附子泻心汤：上四味，切三味，以麻沸汤二升渍之，须臾，绞去滓，纳附子汁，分温再服。

（56）生姜泻心汤：上八味，以水一斗，煮取六升，去滓，再煎取三升，温服一升，日三服。

（57）甘草泻心汤：上六味，以水一斗，煮取六升，去滓，再煎取三升，温服一升，日三服。

（58）半夏泻心汤：上七味，以水一斗，煮取六升，去滓，再煎取四升，温服一升，日三服。

（59）干芩连参汤：上四味，以水六升，煮取二升，去滓，分温再服。

（60）黄芩汤：上四味，以水一斗，煮取三升，去滓，温服一升，日再，夜一服。

（61）黄芩加姜夏汤：上六味，以水一斗，煮取三升，去滓，温服一升，日再，夜一服。

（62）黄连汤：上七味，以水一斗，煮取六升，去滓，温服，日三服，夜二服。

（63）旋覆代赭汤：上七味，以水一斗，煮取六升，去滓，再煎取三两，温服一升，日三服。

（申）四逆汤类

（64）四逆汤：上三味，以水三升，煮取一升二合，去滓，分温再服。强人可大附子一枚，干姜三两。

（65）四逆加参汤：上四味，以水三升，煮取一升二合，去滓，分温再服。

（66）干姜附子汤：上二味，以水三升，煮取一升，去滓，顿服。

（67）附子汤：上五味，以水八升，煮取三升，去滓，温服一升，日三服。

（68）真武汤：上五味，以水八升，煮取三升，去滓，温服七合，日三服。若咳者，加五味子半升，细辛一两，干姜一两。若小便利者，去茯苓。若下利者，去芍药，加干姜二两。若呕者，去附子，加生姜，足前为半斤。

（69）茯苓四逆汤：上五味，以水五升，煮取三升，去滓，温服七合，日二服。

（70）通脉四逆汤：上三味，以水三升，煮取一升二合，去滓，分温再服，其脉即出者愈。面色赤者，加葱九茎。腹中痛者，去葱，加芍药二两。呕者，加生姜二两。咽痛者，去芍药，加桔梗一两。利止脉不出者，去桔梗，加人参二两。病皆与方相应者，乃服之。

（71）通脉四逆加胆汤：上四味，以水三升，煮取一升二合，去滓，纳猪胆汁，分温再服，其脉即来，无猪胆，以羊胆代之。

（72）当归四逆汤：上七味，以水八升，煮取三升，去滓，温服一升，日三服。

（73）当归四逆加姜萸汤：上九味，以水六升，清酒六升，和煮，取五升，去滓，温分五服。

（74）白通汤：上三味，以水三升，煮取一升，去滓，分温再服。

（75）白通加胆汤：上五味，以水三升，煮取一升，去滓，纳胆汁、人尿，和令相得，分温再服。若无胆，亦可用。

（酉）甘草汤类

（76）甘草汤：上一味，以水三升，煮取一升半，去滓，温服七合，日二服。

（77）桔梗汤：上二味，以水三升，煮取一升，去滓，温分再服。

（78）桂枝甘草汤：上二味，以水三升，煮取一升，去滓，顿服。

（79）甘草干姜汤：上二味，以水三升，煮取一升五合，去滓，分温再服。

（80）芍药甘草汤：上二味，以水三升，煮取一升五合，去滓，分温再服。

（81）甘草附子汤：上四味，以水六升，煮取三升，去滓，温服一升，日三服。初服得微汗，则解。能食，汗止，复烦者，将服五合。恐一升多者，宜服六七合为妙。

（82）芍药甘附汤：上三味，以水五升，煮取一升五合，去滓，分温三服。

（83）茯苓甘草汤：上四味，以甘澜水一斗，先煮茯苓，减二升，内诸药，煮取三升，去滓，温服一升，日三服。

（84）苓桂甘枣汤：上四味，以甘澜水一斗，先煮茯苓，减二升，内诸药，煮取三升，去滓，温服一升，日三服。

（85）苓桂术甘汤：上四味，以水六升，煮取三升，去滓，分温三服。

（86）厚朴姜夏甘参汤：上五味，以水一斗，煮取三升，去滓，温服一升，日三服。

（87）小建中汤：上六味，以水七升，煮取三升，去滓，纳饴，更上微火消解，温服一升，日三服。呕家不可用建中汤，以甜故也。

（88）炙甘草汤：上九味，以酒七升，水八升，先煮八味，取三升，去滓，纳胶烊消尽，温服一升，日三服。一名复脉汤。

附●麦门冬汤：上六味，以水一斗六升，煮取六升，温服一升，日三夜一服。

（戊）丸散方类

（89）理中丸·汤：上四味，捣筛为末，蜜和为丸，如鸡子黄许大，以沸汤数合，和一丸，研碎温服之，日三服，夜二服，腹中未热，益至三四丸，然不及汤。

汤法，以四物依两数切，用水八升，煮取三升，去滓，温服一升，日三服。若脐上筑者，肾气动也，去术加桂四两。吐多者，去术，加生姜三两。下多者，还用术。悸者，加茯苓二两。渴欲得水者，加术，足前成四两半。腹中痛者，加人参，足前成四两半。寒者，加干姜，足前成四两半。腹满者，去术，加附子一枚。服汤后，如食顷，饮热粥一升许，微自温，勿发揭衣被。

（90）乌梅丸：上十味，异捣筛，合治之，以苦酒渍乌梅一宿，去核，蒸之五斗米下，饭熟，捣成泥，和药令相得，纳臼中，与蜜杵二千下，丸如梧桐子大。先食，饮服十丸，日三服，稍加至二十丸。禁生冷、滑物、臭食等。

（91）麻仁丸：上六味，蜜和丸，如梧桐子大，饮服十丸，日三服，渐加，以知为度。

（92）蜜煎导：上一味，于铜器内，微火煎之，稍凝，如饴状，搅之，勿令焦著，俟可丸，并手捻作挺，令头锐，大如指长二寸许。当热时急作，冷则硬。以纳谷道中，以手急抱，欲大便时，乃去之。

（93）猪胆汁导：大猪胆一枚，泻汁，和法醋少许，以灌谷道内，如一食顷，当大便出宿食恶物，甚效。

（94）抵当丸：上四味，捣分四丸，以水一升，煮一丸，取七合服之，晬时当下血，若不下者，更服。

（95）大陷胸丸：上四味，捣筛二味，纳杏仁芒消，合研如脂，和散，取如弹丸一枚，别捣甘遂末一钱匕，白蜜一合，水三升，煮取一升，温顿服之，一宿乃下，如不下，更服，取下为效，禁如药法。

（96）五苓散：上五味，捣为散，以白饮，和服方寸匕，日三服，多饮暖水，汗出愈。

（97）文蛤散：上一味，为散，以沸汤和一方寸匕服，汤用五合。

（98）三物小白散：上三味，为散，纳巴豆，更于臼中杵之，以白饮和服，强人半钱匕，羸者减之。病在膈上必吐，在膈下必利，不利，进热粥一杯，利过不止，进冷粥一杯。

（99）半夏散·汤：上三味，等分，各别捣筛已，合治之，白饮和服方寸匕，日三服。若不能散服者，以水一升，煎七沸，纳散两方寸匕，更煮三沸，下火，令少冷，少少咽之。半夏有毒，不当散服（按《玉函》、成本，无此八字）。

（100）四逆散：上四味，各十分，捣筛，白饮和服方寸匕，日三服。咳者，加五味子、干姜各五分，并主下利。悸者，加桂枝五分。小便不利者，加茯苓五分。腹中痛者，加附子一枚，炮令坼。泄利下重者，先以水五升，煮薤白三升，煮取三升，去滓，以散三方寸匕，纳汤中，煮取一升半，分温再服。

（101）瓜蒂散：上二味，各别捣筛散已，合治之，取一钱匕，以香豉一合，用热汤七合，煮作稀糜，去滓，取汁和散，温顿服之。不吐者，少少加，得快吐乃止。诸亡血虚家，不可与瓜蒂散。

（102）牡蛎泽泻散：上七味，异捣，下筛为散，更于臼中治之，白饮和服方寸匕，日三服。小便利，止后服。

（103）烧裈散：上一味，水服方寸匕，日三服，小便即利，阴头微肿，此为愈矣。妇人病，取男子裈烧服。

（亥）其余汤类

（104）赤石脂禹余粮汤：上二味，以水六升，煮取二升，去滓，分温三服。

（105）桃花汤：上三味，以水七升，煮米令熟，去滓，温服七合，内赤石脂末方寸匕，日三服。若一服愈，余勿服。

（106）猪苓汤：上五味，以水四升，先煮四味，取二升，去滓，纳阿胶烊消，温服七合，日三服。

（107）吴茱萸汤：上四味，以水七升，煮取二升，去滓，温服七合，日三服。

（108）麻黄连轺赤小豆汤：上八味，以潦水一斗，先煮麻黄再沸，去上沫，内诸药，煮取三升，去滓，分温三服，半日服尽。

（109）黄连阿胶汤：上五味，以水六升，先煮三物，取二升，去滓，纳胶烊尽，小冷，纳鸡子黄，搅令相得，温服七合，日三服。

（110）苦酒汤：上二味，纳半夏着苦酒中，以鸡子壳，置刀环中，安火上，令三沸，去滓，少少含咽之，不瘥，更作三剂。

（111）麻黄升麻汤：上十四味，以水一斗，先煮麻黄一两沸，去上沫，纳诸药，煮取三升，去滓，分温三服，相去如炊三斗米顷令尽，汗出愈。

（112）白头翁汤：上四味，以水七升，煮取二升，去滓，温服一升，不愈，更服一升。

《伤寒论》全部药方分类录

姜佐景编制　一九六二年国医节

　　方名上端首排加（　　）数字，系今新编号数，次排数字系示原有次序，方名字多者简之。

◎（子）桂枝汤类（计14方）

　　（1）001桂枝汤：桂枝三两，去皮　芍药三两　甘草二两，炙生姜三两，切　大枣十二枚，擘

　　（2）045桂枝加桂汤：桂枝汤五味原量　桂枝二两（或说应加肉桂）

　　（3）083桂枝加芍汤（原名：桂枝加芍药汤）：桂枝汤五味原量　芍药三两

　　（4）084桂枝加黄汤（桂枝加大黄汤）：桂枝加芍药汤六味原量　大黄二两

　　（5）003桂枝加朴杏汤（桂枝加厚朴杏子汤）：桂枝汤五味原量　厚朴三两，炙，去皮　杏仁五十枚，去皮尖

　　（6）004桂枝加附汤（桂枝加附子汤）：桂枝汤五味原量　附子一枚，炮去皮破八片

　　（7）006桂枝去芍汤（桂枝去芍药汤）：桂枝三两，去皮　甘草二两，炙　生姜三两，切　大枣十二枚，擘

　　（8）007桂枝去芍加附汤（桂枝去芍药加附子汤）：桂枝去芍汤四味原量　附子一枚，炮，去皮，破八片

　　（9）044桂枝救逆汤（桂枝去芍药加蜀漆牡蛎龙骨救逆汤）：桂枝三两，去皮　甘草二两，炙　生姜三两，切　大枣十二枚，擘　蜀漆三两，洗去腥　牡蛎五两，熬　龙骨四两

　　（10）046桂甘龙牡汤（桂枝甘草龙骨牡蛎汤）：桂枝一两，去皮　甘草二两，炙　龙骨二两　牡蛎二两，熬

　　（11）064桂枝人参汤：桂枝四两，去皮　人参三两　白术三两　甘草四两，炙　干

姜三两

（12）069桂枝附子汤：桂枝四两，去皮　附子三枚，炮，去皮，破　甘草二两，炙　生姜三两，切　大枣十二枚，擘（与（6）方同味异量）

（13）005白术附子汤（桂枝去桂加白术汤）：白术四两　附子三枚，炮，去皮，破　甘草二两，炙　生姜三两，切　大枣十二枚，擘（方名出《金匮》）

（14）012桂枝去桂加苓术汤（桂枝去桂加茯苓白术汤）：芍药三两　甘草二两，炙　生姜三两，切　大枣十二枚，擘　茯苓三两　白术三两

附●桂枝新加汤：桂枝汤五味原量　芍药加一两　生姜加一两　人参三两

◎（五）麻黄汤类（计9方）

（15）020麻黄汤：麻黄三两，去节　桂枝二两，去皮　杏仁七十枚，去皮尖　甘草一两，炙

（16）021大青龙汤：麻黄六两，去节　桂枝二两，去皮　杏仁四十枚，去皮尖　石膏如鸡子大，碎　甘草二两，炙　生姜三两，切　大枣十枚，擘

（17）022小青龙汤：麻黄去节　桂枝去皮　芍药　细辛　干姜　甘草炙各三两　五味子半升　半夏半斤，洗（附加减法）

（18）008桂麻各半汤（桂枝麻黄各半汤）：桂枝一两十六铢，去皮　芍药　麻黄去节　甘草炙　生姜切各一两　大枣四枚，擘　杏仁二十四枚，汤浸，去皮尖

（19）009桂二麻一汤（桂枝二麻黄一汤）：桂枝一两十七铢，去皮　芍药一两六铢　麻黄十六铢，去节　杏仁十六枚，去皮尖　甘草一两二铢，炙　生姜一两六铢，切　大枣五枚，擘

（20）011桂二越一汤（桂枝二越婢一汤）：桂枝十八铢　芍药十八铢　甘草十八铢，炙　麻黄十八铢　石膏二十四铢，碎，绵裹　生姜一两，切　大枣四枚，擘

（21）085麻黄附辛汤（麻黄附子细辛汤）：麻黄二两，去节　附子一枚，炮，去皮，破八片　细辛二两

（22）086麻黄附甘汤（麻黄附子甘草汤）：麻黄二两，去节　附子一枚，炮，去皮，破八片　甘草二两，炙

（23）024麻杏甘石汤（麻黄杏仁甘草石膏汤）：麻黄四两，去节　杏仁五十枚，去皮尖　甘草二两，炙　石膏半斤，碎，绵裹

◎（寅）葛根汤类（计4方）

（24）017葛根汤：葛根四两　麻黄三两,去节　桂枝三两,去皮　芍药二两　甘草二两,炙　生姜三两,切　大枣十二枚,擘

（25）018葛根加夏汤（葛根加半夏汤）：葛根四两　麻黄三两,去节桂枝二两,去皮　芍药二两　甘草二两,炙　半夏半升,洗　生姜二两,切　大枣十二枚,擘

（26）19葛根芩连汤（葛根黄芩黄连汤）：葛根半斤　黄芩三两　黄连三两甘草二两,炙

（27）002桂枝加葛汤（桂枝加葛根汤）：桂枝二两,去皮　芍药二两甘草二两,炙　生姜三两,切　大枣十二枚,擘　葛根二两（从《玉函》无麻黄）

◎（卯）白虎汤类（计3方）

（28）071白虎汤：石膏一斤,碎知母六两　甘草二两,炙　粳米六合

（29）010白虎加参汤（白虎加人参汤）：白虎汤四味原量　人参三两

（30）112竹叶石膏汤：竹叶二把　石膏一斤　甘草一两,炙　麦门冬一升,去心半夏半升,洗　粳米半升

◎（辰）承气汤类（计9方）

（31）015调胃承气汤：大黄四两,去皮,清酒洗　甘草二两,炙　芒硝半升

（32）074小承气汤：大黄四两　厚朴二两,炙,去皮　枳实三枚大者,炙

（33）073大承气汤：大黄四两,酒洗　厚朴半斤,炙,去皮　枳实五枚,炙　芒硝三合

（34）042桃核承气汤：桃仁五十个,去皮尖　大黄四两　桂枝二两,去皮　甘草二两,炙　芒硝二两

（35）047抵当汤：水蛭熬　虻虫各三十个,去翘足,熬　桃仁二十个,去皮尖大黄三两,酒洗

（36）050大陷胸汤：大黄六两,去皮　芒硝一升　甘遂一钱匕

（37）051小陷胸汤：黄连一两　半夏半升,洗　瓜蒌实大者一枚

（38）057十枣汤：大枣十枚　芫花　甘遂　大戟各等分

（39）090猪肤汤：猪肤一斤（煎服法内有白蜜一升，白粉五合，熬香和令相得）

◎（巳）栀豉汤类（计8方）

（40）033栀子豉汤：栀子十四个，擘　香豉四合，绵裹

（41）034栀子甘豉汤（栀子甘草豉汤）：栀子十四个，擘　甘草二两，炙　香豉四合，绵裹

（42）035栀子姜豉汤（栀子生姜豉汤）：栀子十四个，擘　生姜二两，切　香豉四合，绵裹

（43）036栀子厚朴汤：栀子十四个，擘　厚朴四两，炙，去皮　枳实四枚，水浸，炙令黄

（44）037栀子干姜汤：栀子十四个，擘　干姜二两

（45）081栀子柏皮汤：栀子十五个，擘　黄柏二两　甘草一两，炙

（46）110枳实栀豉汤（枳实栀子豉汤）：枳实三枚，炙　栀子十四个，擘　豉一升，绵裹（附加法）

（47）078茵陈蒿汤：茵陈蒿六两　栀子十四枚，擘　大黄二两，去皮

◎（午）柴胡汤类（计6方）

（48）038小柴胡汤：柴胡半斤　黄芩三两　人参三两　半夏半升，洗甘草三两，炙　生姜三两，切　木枣十二枚，擘（附加减法）

（49）040大柴胡汤：柴胡半斤　黄芩三两　芍药三两　半夏半升，洗枳实四枚，炙　生姜五两，切　大枣十二枚，擘　大黄二两（从《玉函》《金匮》有大黄）

（50）041柴胡加硝汤（柴胡加芒硝汤）：柴胡二两十六铢　黄芩一两人参一两半夏二十铢　甘草一两，炙　生姜一两，切　大枣四枚，擘　芒硝六两

（51）043柴胡加龙牡汤（柴胡加龙骨牡蛎汤）：柴胡四两　黄芩　桂枝去皮人参　茯苓　龙骨　铅丹各一两半　半夏二合半，洗　大黄二两　牡蛎一两半，熬生姜一两半，切　大枣六枚，擘

（52）054柴胡桂枝汤：柴胡四两　黄芩一两半　人参一两半　半夏二合半，洗甘草一两，炙　桂枝一两半，去皮　芍药一两半　生姜一两半，切大枣六枚，擘

（53）055柴胡桂干汤（柴胡桂枝干姜汤）：柴胡半斤　黄芩三两　桂枝三两，去皮　干姜二两　瓜蒌根四两　牡蛎二两，熬　甘草二两，炙

＊仲圣垂教：『若能寻余所集，思过半矣！』

◎（未）泻心汤类（计10方）

（54）058大黄泻心汤（大黄黄连泻心汤）：大黄二两　黄连一两

（55）059附子泻心汤：大黄二两　黄连一两　黄芩一两　附子二枚，炮，去皮，破，别煎取汁

（56）060生姜泻心汤：生姜四两，切　黄连一两　黄芩一两　人参二两　半夏半升，洗　甘草三两，炙　干姜一两　大枣十二枚，擘

（57）061甘草泻心汤：甘草四两，炙　黄连一两　黄芩三两　半夏半升，洗　干姜三两　大枣十二枚，擘（《金匮》《千金》《外台》俱有：人参三两）

（58）056半夏泻心汤：半夏半升，洗　黄连一两　黄芩　人参　甘草炙　干姜各三两　大枣十二枚，擘

（59）104干芩连参汤（干姜黄芩黄连人参汤）：干姜　黄芩　黄连　人参各三两

（60）066黄芩汤：黄芩三两　芍药二两　甘草二两，炙　大枣十二枚，擘

（61）067黄芩加姜夏汤（黄芩加半夏生姜汤）：黄芩汤四味原量　半夏半升　生姜一两半（生姜量从《玉函》一方三两，切）

（62）068黄连汤：黄连三两　甘草三两，炙　人参二两　桂枝三两，去皮　半夏半斤，洗　干姜三两　大枣十二枚，擘

（63）063旋覆代赭汤：旋覆花三两　代赭石一两　人参二两　半夏半升　甘草三两，炙　生姜五两　大枣十二枚，擘

◎（申）四逆汤（计12方）

（64）016四逆汤：附子一枚，生用，去皮，破八片　干姜一两半　甘草二两，炙

（65）106四逆加参汤（四逆加人参汤）：四逆汤三味原量　人参一两

（66）023干姜附子汤：干姜一两　附子一枚，生用，去皮，破八片

（67）088附子汤：附子二枚，炮，去皮，破八片　白术四两　芍药三两人参二两　茯苓三两

（68）097真武汤：附子一枚，炮，去皮，破八片　白术二两　芍药三两茯苓三两　生姜三两，切（附加减法）

（69）030茯苓四逆汤：四逆汤三味原量　茯苓四两　人参一两

（70）098通脉四逆汤：附子大者一枚，生用，去皮，破八片　干姜三两，强人可四两　甘草二两，炙（附加减法）

（71）108通脉四逆加胆汤（通脉四逆加猪胆汁汤）：通脉四逆汤三味原量　猪胆汁半合

（72）101当归四逆汤：当归三两　桂枝三两，去皮　芍药三两　细辛三两　通草二两　甘草二两，炙　大枣二十五枚，擘，一法十二枚

（73）102当归四逆加姜萸汤（当归四逆加吴茱萸生姜汤）：当归四逆汤七味原量　生姜半斤，切　吴茱萸二升（清酒六升）

（74）095白通汤：附子一枚，生用，去皮，破八片　干姜一两　葱白四茎（或说应有人尿五合）

（75）096白通加胆汤（白通加猪胆汁汤）：白通汤三味原量　人尿五合　猪胆汁一合

◎（酉）甘草汤类（计13方）

（76）091甘草汤：甘草二两

（77）092桔梗汤：桔梗　甘草二两

（78）025桂枝甘草汤：桂枝四两，去皮　甘草二两，炙

（79）013甘草干姜汤：甘草四两，炙　干姜二两

（80）014芍药甘草汤：芍药　甘草各四两

（81）070甘草附子汤：甘草二两，炙　附子二枚，炮，去皮　破　白术二两　桂枝二两，去皮

（82）029芍药甘附汤（芍药甘草附子汤）：芍药三两　甘草三两，炙附子一枚，炮，去皮，破八片

（83）032茯苓甘草汤：茯苓二两　甘草二两，炙　桂枝二两，去皮　生姜三两，切

（84）026苓桂甘枣汤（茯苓桂枝甘草大枣汤）：茯苓半斤　桂枝四两，去皮　甘草二两，炙　大枣十五枚，擘

（85）028苓桂术甘汤（茯苓桂枝白术甘草汤）：茯苓四两　桂枝三两，去皮　白术　甘草炙各二两

（86）027厚朴姜夏甘参汤（厚朴生姜半夏甘草人参汤）：厚朴半斤，炙，去皮　生姜半斤，切　半夏半升，洗　甘草二两，炙　人参一两

（87）039小建中汤：胶饴一升　桂枝三两，去皮　芍药六两　甘草二两，炙　生姜三两，切　大枣十二枚，擘

（88）072炙甘草汤：甘草四两，炙　阿胶二两　人参二两　生地一斤麦门冬半升　麻仁半升　桂枝三两　生姜三两　大枣三十枚，擘（清酒七升加水八升煮　阿胶烊入药汁）

附●麦门冬汤：麦门冬七升　人参二两　半夏一升　甘草二两，炙　粳米三合大枣十二枚，擘

◎（戊）丸散方类（计15方）

（89）107理中丸·汤：人参　白术　干姜　甘草炙各三两（蜜和为丸）（附加减法）

（90）100乌梅丸：乌梅三百枚　细辛六两　干姜十两　黄连十六两　当归四两附子六两，炮，去皮　蜀椒四两，出汗　桂枝六两，去皮　人参六两　黄柏六两（蜜丸）

（91）80麻仁丸：麻仁二升　大黄一升，去皮　枳实半斤，炙　芍药半斤　厚朴一尺，炙，去皮　杏仁一升，去皮尖，熬，别作脂（蜜丸）

（92）076蜜煎导：食蜜七合

（93）077猪胆汁导：大猪胆一枚，泻汁（法醋少许）

（94）048抵当丸：水蛭二十个，熬　虻虫二十个，去翅足，熬　桃仁二十五个，去皮尖　大黄三两

（95）049大陷胸丸：大黄半斤　葶苈子半斤，熬　杏仁半升，去皮尖，熬黑　芒硝半升（甘遂末一钱匕　白蜜二合）

（96）031五苓散：猪苓十八铢，去皮　茯苓十八铢　泽泻一两六铢　白术十八铢桂枝半两，去皮

（97）052文蛤散：文蛤五两

（98）053三物小白散：巴豆一分，去皮心，熬黑，研如脂　桔梗三分　贝母三分（白饮　热粥　冷粥）

（99）094半夏散·汤：半夏洗　桂枝去皮　甘草炙各等份

（100）099四逆散：甘草炙　枳实破，水渍，炙干　柴胡　芍药各等份

（101）065瓜蒂散：瓜蒂一分，熬黄　赤小豆一分（香豉一合）

（102）111牡蛎泽泻散：牡蛎熬　泽泻　蜀漆暖水洗去腥　葶苈子熬商陆根熬海藻洗去咸　瓜蒌根各等份

（103）109烧裤散：妇人中裤近隐处取烧作灰

附●禹余精粮丸：方缺　●土瓜根散：用法缺

◎（亥）其余汤类（计9方）

（104）062赤石脂禹余粮汤：赤石脂一斤，碎　太乙禹余粮一斤，碎

（105）089桃花汤：赤石脂一斤，一半全用，一半节末　干姜一两　粳米一升

（106）075猪苓汤：猪苓去皮　茯苓　泽泻　阿胶　滑石碎各一两

（107）079吴茱萸汤：吴茱萸一升，洗　人参三两　生姜六两，切　大枣十二枚，擘

（108）082麻黄连轺赤小豆汤：麻黄二两，去节　连轺二两（连翘根是）　赤小豆一升　生梓白皮一升，切　杏仁四十个，去皮尖　甘草二两，炙生姜二两，切　大枣十二枚，擘

（109）087黄连阿胶汤：黄连四两　黄芩二两　芍药二两　鸡子黄二枚　阿胶三两

（110）093苦酒汤：半夏洗，破如枣核十四枚　鸡子一枚，去黄纳上苦酒着鸡子壳中

（111）103麻黄升麻汤：麻黄二两半，去节　升麻一两一分　当归一两一分　知母十八铢　黄芩十八铢　葳蕤十八铢　芍药六铢　天门冬六铢，去心　桂枝六铢，去皮茯苓六铢　甘草六铢，炙　石膏六铢，碎，绵裹　白术六铢　干姜六铢

（112）105白头翁汤：白头翁二两　黄柏三两　黄连三两　秦皮三两

索引

方名·条文·页数·索引

方名	主方条文	有方条文	方名	主方条文	有方条文
（52）柴胡桂枝汤	43		（84）苓桂甘枣汤	61	
（53）柴胡桂干汤	43		（85）苓桂术甘汤	62	
（54）大黄泻心汤	54		（86）厚朴姜夏甘参汤	62	
（55）附子泻心汤	45		（87）小建中汤	62	114
（56）生姜泻心汤	45		（88）炙甘草汤	63	
（57）甘草泻心汤	46		●麦门冬汤		115
（58）半夏泻心汤	47		（89）理中丸·汤	67	
（59）干苓连参汤	48		（90）乌梅丸	68	
（60）黄芩汤	49		（91）麻仁丸	70	
（61）黄芩加姜夏汤	49		（92）蜜煎导	71	
（62）黄连汤	49		（93）猪胆汁导	71	
（63）旋覆代赭汤	50		（94）抵当丸	71	
（64）四逆汤	50、59	110~112	（80）芍药甘草汤	59	113
（65）四逆加参汤	51		（81）甘草附子汤	60	
（66）干姜附子汤	51		（82）芍药甘草附子汤	60	
（67）附子汤	52	112	（83）茯苓甘草汤	60	
（68）真武汤	52	112	（95）大陷胸丸	72	
（69）茯苓四逆汤	53		（96）五苓散	73	123,124
（70）通脉四逆汤	54	113	●禹余粮丸		116
（71）通脉四逆加胆汤	54		（97）文蛤散	74	
（72）当归四逆汤	55		（98）三物小白散	74	
（73）当归四逆加姜黄汤	56		（99）半夏散及汤	75	
（74）白通汤	56		（100）四逆散	76	
（75）白通加胆汤	57		（101）瓜蒂散	76	116
（76）甘草汤	58		（102）牡蛎泽泻散	78	
（77）桔梗汤	58		（103）烧裈散	78	
（78）桂枝甘草汤	58		（104）赤石脂禹余粮汤	79	
（79）甘草干姜汤	59		（105）桃花汤	80	117

续表

方名	主方条文	有方条文	方名	主方条文	有方条文
（106）猪苓汤	81		（110）苦酒汤	83	
（107）吴茱萸汤	81		（111）麻黄升麻汤	83	
（108）麻黄连轺赤小豆汤	82		（112）白头翁汤	84	118
（109）黄连阿胶汤	82				

六经·条文原号·索引

篇名	条文起迄	篇名	条文起迄
太阳上篇	1–31	少阳篇	275–284
太阳中篇	32–135	太阴篇	285–293
太阳下篇	136–187	少阴篇	294–338
阳明篇	188–274	厥阴篇	339–413

整理者注：条文序号为姜佐景先生重编伤寒论的条文序号。

跋 ◀

仲景之《伤寒论》，乃我医门之圣经也。第简古奥雅，岂易言哉！考六经命名，源自《内经》；但首创辨证论治，随证立方者，则大论是也。因此流传百世，后贤莫敢稍越规范，故齐尊张氏如儒门孔圣焉。

尝考疾病之演变，常与时代以俱繁，故诸家立说，每有昌古方不能治今病者。然圣经大纲俱在，果能引而伸之，神而明之，仍可取之不尽，用之不竭，适足以应演变于无穷者也！

近世以来，西学渐兴，降至今日，喧宾夺主。此虽潮流使然，要亦吾中医界固步自封，有以致之欤？

古之医者，莫不先通于儒，而后方精于医。故曰：不通三才，不足言儒；不明六经，不足言医。儒为文化之师，医乃济世之本。然能通于儒者已难，若儒而能精于医，则其尤难者矣！

佐景医师乃江阴儒医曹公颖甫之入室弟子，医理精湛，素抱寿人之怀，尤擅祛病之技。早岁编按《经方实验录》三卷，曾将颖老一生绝学积验，发挥尽致，嘉惠来者，医林美之。

录中阐扬大论经义，能令原属疑难难明者，顿自透彻。并揭橥"以法治病·以方治病·以药治状"，乃圣学之真谛。年前刊发《重编伤寒论》，今又著成《伤寒论精简读本》。且将四十年读论所得，独特见解若干项，敷布其中，苟非才高识妙，安能得此成就哉？

试展精简读本细赏，果觉有异于前贤之宿著者焉。其中类方，分为十二类，悉以六经作序次。安排甘草汤自成一类，匠心独运。齐集丸散方合为同类，检阅咸便。似颇优于灵胎徐氏之所为者。柯氏韵伯曰："仲景立方，精而不杂。其中以六方为主，诸方从而加减焉。凡汗剂皆本桂枝；吐剂皆本栀豉；攻剂皆本承气；和剂皆本柴胡；寒剂皆本泻心；温剂皆本四逆。"今是书分订治病之法为二类。一类曰大法凡八，并可称十；二类曰专法亦八。各法之正名，皆精撷经义以定之，似详尽于《来苏集》者多矣。

况复摘录八家名著为辅：若者阐扬病理最新；若者绍介东医最详；若者判断难题最

公；若者考据典故最实。又若者搜评诸著可观；若者始创注解可贵；若者钻研脉诊可赏；若者指点方治可师，好比众峰争巅，巍巍伟景。更广采数十名家之说为佐，犹如百川汇海，洋洋壮观。故读此一编，恍似身游名山大川，神会往哲时贤。其间情趣之奇雅，有非想象所可几及者！

总之：是书发皇古义，融汇新知；引证科学，阐释六经；不睽乎古，有合于今；顺迎时代，泛治新病；虔求尊师传道，端赖通儒精医；既发千古之瞆聋，应振当前之衰颓。际此中华文化复兴之日，喜能为我中医界放一异彩；然则著是书者，亦可谓仲师之功臣也夫！

一九六七年后学　张佩兴
于台北养静轩